国家级实验教学示范中心
基础医学实验教学系列教材

医学免疫学与病原生物学实验

第2版

主　　编　周亚滨
副 主 编　何深一　齐　眉　王晓燕
编　　委　（以姓氏笔画为序）
王晓燕　朱法良　齐　眉　何深一　周亚滨
袁方曙　高丽芬　郭淑玲　唐　伟

科学出版社
北　京

内 容 简 介

实验教学是医学教育的重要内容,是培养实践能力和创新精神的创新型人才的重要环节。在积累多年实验教学经验的基础上,结合当今先进的医学免疫学、医学微生物学及人体寄生虫学实验技术,我们编写了这本涵盖这三个学科的实验教材。本教材包括三篇:第一篇为三个学科的基本实验,分属三章;第二篇为融合实验,培养学生的综合、分析能力;第三篇为创新实验,培养学生的独立思考和创新能力。

本实验教材概念准确、文字简明、层次清晰、使用方便;一本教材三个学科使用,便于学生提前预习和教师对相关学科实验内容的了解。

图书在版编目(CIP)数据

医学免疫学与病原生物学实验 / 周亚滨主编. —2版. —北京:科学出版社,2013.7

国家级实验教学示范中心·基础医学实验教学系列教材

ISBN 978-7-03-038008-1

Ⅰ.医… Ⅱ.周… Ⅲ.①医药学-免疫学-实验-医学院校-教材 ②病原微生物-实验-医学院校-教材 Ⅳ.①R392-33 ②R37-33

中国版本图书馆CIP数据核字(2013)第136274号

责任编辑:胡治国 / 责任校对:宣　慧

责任印制:肖　兴 / 封面设计:范璧合

科学出版社出版

北京东黄城根北街16号

邮政编码:100717

http://www.sciencep.com

骏杰印刷厂印刷

科学出版社发行　各地新华书店经销

*

2007年8月第　一　版　　开本:787×1092　1/16

2013年7月第　二　版　　印张:9 3/4

2013年7月第六次印刷　　字数:225 000

定价:35.00元

(如有印装质量问题,我社负责调换)

第 2 版前言

医学教育的终极目标是培养有社会主义觉悟、基础理论扎实、实践能力强的医学人才。实验教学是整个医学教育过程的重要组成部分，是培养合格医学人才的一个重要环节，它与课堂理论教学具有同等重要的意义。

传统的实验教学方法过多地开设演示性和验证性实验，这些实验内容很难适应人才培养的要求，而综合性、设计性实验能激发学生的创新意识，培养学生的创新能力，使学生初步掌握科学研究的思维方式、分析问题和解决问题的方法。

在积累多年实验教学经验的基础上，结合当今先进的医学免疫学、医学微生物学及人体寄生虫学实验技术，我们编写了这本《医学免疫学与病原生物学实验》，将病原生物学与医学免疫学有机地结合起来，可同时供八年制、七年制、六年制、五年制不同层次学生使用。

这本教材共分三篇：第一篇为基本实验，包括微生物学、免疫学、寄生虫学研究所涉及的基本实验技术，分三章分别加以论述。第二篇为融合实验，该部分设计的实验内容将三门学科有机地结合起来，变单独实验为系列实验，把有关实验内容有机地串联起来，培养学生综合使用实验技术及解决问题的能力。第三篇为创新实验，在前两部分学习的基础上，给出课题范围，由学生自主设计实验方案、实验方法，教师加以点评。旨在激发学生的创造潜能，吸引学生自觉地参与到新的实验内容中去，提高学生分析问题和解决问题的能力，培养学生的创新意识和创新能力。

实验教学的改革及其教材的编写毕竟还是个尝试，不足之处在所难免，恳请批评指正。

编　者

2013 年 5 月

第 1 版前言

多年来的教学实践使我们体会到，实验教学是培养创新型人才的重要环节；实验教学完全依附于理论教学的传统模式不利于创新人才的培养；改革这种传统模式，构建实验教学既与理论教学密切结合，又不依附于理论教学，重在培养学生实践能力和创新精神的新模式势在必行。我们按照山东大学教学改革的统一部署，将基础医学中学科内容相关、实验手段相近的三级学科的实验教学融合为一个实验平台，共构建了 5 个实验平台，即由人体解剖学、组织学与胚胎学和病理学融合而成的医学形态学实验平台；由生理学、药理学、病理生理学、医学心理学和神经生物学融合而成的医学机能学实验平台；由医学免疫学、医学微生物学和人体寄生虫学融合而成的医学免疫学与病原生物学实验平台；由医学细胞生物学、医学生物化学与分子生物学、医学遗传学融合而成的医学细胞分子生物学实验平台；由诊断学、手术学、实验核医学及临床技能培训中心融合而成的临床技能实验平台。每个实验教学平台都是一个独立的教学单位，独立开设实验课程，独立考核、考试、记学分。

多少年来，实验教学的功能只是验证理论和加深对理论的理解，实验教学的内容也千篇一律、多年一贯。随着实验教学模式的改革，我们对实验教学的内容也进行了深层次的更新，新添了融合性和创新性实验，强化了实验教学的实践和创新功能。每个实验平台都包含 3 个层面的实验，即基本实验、融合实验和创新实验。基本实验与相应学科的理论课同步进行，开设一些经典的验证实验，以巩固理论知识和培养学生的实践动手能力；融合实验是融合了相关学科的知识而设计的一些实验，以培养学生综合运用所学知识、分析和解决问题的能力；创新实验是由教师提出问题并在教师引导下由学生自行设计和完成的一些实验，以培养学生的创新能力。融合实验和创新实验在几个相关学科的理论教学全部完成后进行。在医学院的统一领导下，我们组织了各相关学科的学术带头人和骨干教师，编写了与5 个实验教学平台相对应的 5 本实验教材，每本教材都分为 3 篇，即基本实验篇、融合实验篇和创新实验篇。

这套实验教学系列教材涵盖了基础医学各学科的全部实验内容，版面字数近百万，内容丰富，文字简明，图表清晰，适用面广。但由于实验教学改革还处于探索阶段，编写这样的改革教材尚无经验可循，加之我们的水平所限，教材中不足之处在所难免，恳请同行专家和同学们批评指正。

高英茂
2007 年 5 月于济南

目　录

第一篇　基本实验

第一章　医学免疫学 …… (1)
实验一　巨噬细胞吞噬功能实验 …… (1)
实验二　凝集反应 …… (3)
实验三　沉淀反应 …… (6)
实验四　补体结合实验 …… (7)
实验五　免疫标记技术 …… (10)
实验六　外周血及组织中单个核细胞的分离 …… (14)
实验七　E-玫瑰花环形成实验 …… (16)
实验八　豚鼠过敏实验——Ⅰ型超敏反应 …… (17)
第二章　医学微生物学 …… (19)
实验一　细菌的形态和特殊结构观察 …… (19)
实验二　细菌的培养 …… (24)
实验三　细菌菌落计数 …… (29)
实验四　细菌的生理 …… (30)
实验五　物理、化学及生物因素对细菌的影响 …… (33)
实验六　细菌的变异性实验 …… (38)
实验七　细菌的致病性实验 …… (40)
实验八　结核分枝杆菌的培养及形态观察 …… (41)
实验九　细菌质粒 DNA 的提取 …… (42)
实验十　病毒的观察 …… (43)
实验十一　病毒的培养 …… (44)
实验十二　病毒的血清学实验 …… (51)
实验十三　支原体、衣原体、立克次体、螺旋体的形态观察及血清学实验 …… (54)
实验十四　真菌、放线菌的培养方法与形态观察 …… (58)
实验十五　用 PCR 方法检测病原微生物 …… (60)
第三章　人体寄生虫学 …… (62)
实验一　总论　线虫(1) …… (62)
实验二　线虫(2) …… (66)
实验三　线虫(3) …… (70)
实验四　吸虫(1) …… (72)
实验五　吸虫(2) …… (75)
实验六　绦虫 …… (77)

实验七　医学原虫(1)——溶组织内阿米巴和非致病阿米巴 …………………(80)
实验八　医学原虫(2) ……………………………………………………(84)
实验九　医学原虫(3) ……………………………………………………(87)
实验十　机会致病原虫 ……………………………………………………(90)
实验十一　医学节肢动物(1) ……………………………………………(92)
实验十二　医学节肢动物(2) ……………………………………………(98)
实验十三　医学节肢动物(3) ……………………………………………(103)

第二篇　融合实验

实验一　小儿腹泻的病原体检测 …………………………………………(108)
实验二　化脓性球菌的分离鉴定 …………………………………………(113)
实验三　病原性真菌的检查法 ……………………………………………(116)
实验四　流感病毒的分离、鉴定 …………………………………………(118)
实验五　TORCH 感染的检测 ……………………………………………(120)
实验六　日本血吸虫家兔模型建立和鉴定 ………………………………(122)
实验七　食用猪肉和淡水鱼的寄生虫学检疫 ……………………………(124)
实验八　孢子虫动物模型的建立 …………………………………………(125)
实验九　B 淋巴细胞免疫功能的检测 ……………………………………(126)
实验十　T 淋巴细胞免疫功能检测…………………………………………(127)
实验十一　NK 细胞功能检测 ……………………………………………(132)
实验十二　多克隆抗体的制备与检测 ……………………………………(134)
实验十三　伤寒沙门菌感染小鼠后 T 细胞亚群的检测 …………………(135)
实验十四　肿瘤坏死因子的诱生及活性测定 ……………………………(136)

第三篇　创新实验

实验一　运用你所掌握的实验技术检测环境及人体中细菌、真菌的分布及种类……(138)
实验二　如何确定一个华支睾吸虫病的流行区 ……………………………(139)
实验三　暴发性腹泻的流行病学调查和控制方案 …………………………(140)
实验四　“蜱咬性发热伴血小板减少综合征”传播媒介调查和控制方案 …………(140)
实验五　庭院蚊虫的调查和控制方案 ……………………………………(141)
实验六　人体蠕形螨感染的检查 …………………………………………(141)
实验七　流式细胞术检测 Th1 淋巴细胞功能 ……………………………(141)
实验八　如何利用实验方法检测 T 细胞亚群 ……………………………(142)
实验九　如何进行骨髓移植前的 HLA 配型 ………………………………(143)
实验十　DC 的诱生与鉴定 …………………………………………………(143)
实验十一　巨噬细胞活性测定 ……………………………………………(145)
实验十二　基因工程疫苗的设计及其免疫效果的实验室评价 ……………(146)
实验十三　利用实时荧光定量 PCR 技术进行病原体诊断与分析 ………(146)
实验十四　基因芯片技术在病原微生物鉴定与研究中的应用 ……………(147)
实验十五　病原生物实验室生物安全 ……………………………………(148)

第一篇 基本实验

第一章 医学免疫学

实验一 巨噬细胞吞噬功能实验

【原理】 巨噬细胞(macrophage,MΦ)作为单核吞噬细胞系统的主要细胞,具有活跃的吞噬功能。能清除体内抗原物质及变性的细胞,在特异性及非特异性免疫中均起重要作用。MΦ受抗原刺激后活化,可使其吞噬功能明显增强。在此,介绍三种小鼠腹腔MΦ吞噬功能两种的方法:

1. 体内法 在小鼠体内诱导腹腔巨噬细胞产生后,再给小鼠腹腔注射白假丝酵母菌,30min后处死小鼠,取出腹腔液,以冷亚甲蓝染色,油镜下计数吞噬白色念珠菌的百分数,及观察MΦ内因被杀死而染为蓝色的白假丝酵母菌的形态、数目,以判断MΦ的杀伤能力,由此间接地测定机体的非特异免疫水平。

2. 体外法

(1) 白假丝酵母菌吞噬实验:在体外将小鼠腹腔MΦ与白假丝酵母菌按比例混合,温育,以冷亚甲蓝染色,油镜下进行观察,观察指标同上。

(2) 荧光微球吞噬实验:在体外可将小鼠腹腔MΦ与FITC标记的右旋糖酐按比例混合,温育,流式细胞术检测对FITC-右旋糖酐的吞噬能力。

【材料】

(1) 动物:小白鼠(雌或雄,20~22g)。

(2) 无菌6%淀粉、无菌性注射器、针头、Hank's液(含5%小牛血清液)。

(3) 白假丝酵母菌悬液:接种于沙氏培养基的白假丝酵母菌,28℃培养18~24h,生理盐水洗涤,配成1×10^7个/ml细胞悬液。

(4) 0.03%亚甲蓝溶液(4℃存放)、华氏管、吸量管。

(5) FITC-Dextran(FITC-右旋糖酐)为Sigma公司产品。

(6) 流式细胞仪。

【方法】

1. 体内法

(1) 试验前3d,小白鼠腹腔注射6%无菌淀粉液1ml,诱导巨噬细胞渗出至腹腔中。

(2) 实验时,每只小鼠腹腔注射白假丝酵母菌菌液1ml,轻揉腹部,使菌液在腹腔中分布均匀,利于吞噬。

(3) 30min后,将小鼠拉颈处死,固定,打开腹腔暴露肠管,用接种环取出腹腔液,均匀涂布于载玻片上,然后再滴一小滴0.03%冷亚甲蓝溶液,盖上盖玻片。

(4) 高倍镜下进行观察,计数。

2. 体外法——白假丝酵母菌吞噬实验

(1) 将6%的消毒淀粉液1ml注入小鼠腹腔。

(2) 72h后,拉颈处死小鼠,剖腹,吸取腹腔液,1000r/min,离心5min,收集MΦ。

(3) 以Hank's液洗涤MΦ,1000rpm离心5min,重复二次。

(4) 计数MΦ,以Hank's液配制1×10^6个/ml细胞悬液。

(5) 取华氏管,加入等量的1×10^6个/ml的MΦ悬液及1×10^7/ml白假丝酵母菌菌液。

(6) 37℃,温育30min(中间摇动试管二次)。

(7) 500r/min离心5min,弃上清液。

(8) 轻轻振荡试管,取悬液一滴加至载玻片,取冷亚甲蓝一滴,混匀后,加盖玻片。

(9) 高倍镜观察并计数。

3. 体外法——荧光微球吞噬实验

(1) 同上获取小鼠腹腔巨噬细胞,计数,调整细胞密度至5×10^6/ml。

(2) 取100μl,加入FITC-Dextran(终浓度为500μg/mL),同时设置不加FITC-Dextran的PBS空白对照孔和加FITC-Dextran的4℃对照。

(3) 轻轻混匀,将其分别置于37℃、5% CO_2培养箱和4℃冰箱中静置90min(每隔15min摇动试管一次)。

(4) 在各样品中分别加入PBS 4ml,吹打混匀,1000r/min离心5min,弃上清;重复该操作3次。

(5) 过滤上流式细胞仪检测,每个样本检测1万~2万个细胞。

(6) 由单参数直方图可直接获得吞噬百分率,以平均荧光强度代表单个巨噬细胞的吞噬强度。

【结果】

1. 计算方法

(1) 吞噬百分率$=\dfrac{100\text{个M}\Phi\text{内发生吞噬的M}\Phi\text{数}}{100}\times100\%$

(2) 吞噬指数$=\dfrac{\text{发生吞噬的100个M}\Phi\text{内含有的白假丝酵母菌数}}{100(\text{发生吞噬的M}\Phi\text{数})}\times100\%$

(3) 杀菌率$=\dfrac{\text{被吞入的白假丝酵母菌中死亡数}}{\text{被吞入的白假丝酵母菌菌数}}\times100\%$

(杀死的细菌呈蓝色,活菌不着色)

2. 正常值

(1) 吞噬百分率:62.77±1.38。

(2) 吞噬指数:1.058±0.049。

(3) 杀菌率:因激活条件、观察计数时间的不同而表现不同(计算杀菌率应减去白假丝酵母菌的自然死亡率)。

【注意事项】

(1) 吞噬用的白假丝酵母菌菌龄应在18~24h内,不能有假菌丝及出芽现象。

(2) MΦ数与白假丝酵母菌数要计数准确,温育时其比例为MΦ∶白假丝酵母菌=1∶10。

(3) 温育时要摇动2~3次,以免MΦ与白色念珠菌沉于管底。

（4）MΦ要计数准确，注意加入适量FITC-Dextran（终浓度为500μg/ml），并设立空白与4℃对照。

实验二 凝集反应

抗原与相应抗体相遇，可发生特异性结合，并在外界条件的影响下呈现某种反应现象，如凝集或沉淀。此原理可用已知抗原（或抗体）检测未知抗体（或抗原）。实验所采用的抗体常存在于血清中，因此又称之为血清学反应。

一、直接凝集反应

直接凝集反应是指颗粒性抗原（如完整的细菌或细胞）与相应抗体在体外直接结合而出现的凝集反应。

直接凝集反应又可分为：玻片凝集和试管凝集。

（一）玻片凝集实验（人ABO血型鉴定）

玻片凝集试验是用已知抗体与未知颗粒性抗原在玻片上直接结合而出现的凝集反应。这类反应较简单、迅速，常用于抗原或抗体的定性检测。例如，细菌的鉴定、分型及ABO血型鉴定。这里介绍人类的ABO血型鉴定方法。

【原理】 ABO血型系统是按照血液中红细胞表面的抗原分子来命名的。人类ABO血型抗原有两种：A抗原和B抗原。A型血红细胞表面有A抗原，B型血红细胞表面有B抗原，AB型血红细胞表面有A、B两种抗原，若红细胞表面无这两种抗原，则为O型血。

若用已知的抗A血清和抗B血清与受试者红细胞上的相应抗原结合，即可能引起红细胞凝集，据凝集状况便可判定出受试者的血型。

【材料】

（1）标准抗A血清、抗B血清。

（2）玻片、乙醇溶液、碘酒、无菌三棱采血针、无菌木棒、无菌棉棒。

【方法】

（1）取洁净载玻片1张，用蜡笔分为2格，注明A、B字样。

（2）倒置标准抗血清试剂瓶，悬空轻挤出抗A血清1滴，滴加在A格内；同法在B格内加抗B血清1滴。

（3）消毒左手环指指尖，待乙醇自然干燥后，用无菌采血针快速刺破皮肤。

（4）用木棒的两端取血，分别在抗A血清和抗B血清中搅拌混匀。

（5）无菌干棉球压迫手指止血。

（6）静置玻片数分钟，在白色背景下观察凝集结果。

【结果】 混合液由红色均匀浑浊逐渐变为透明，并出现大小不等的红色凝集块者，为红细胞凝集。混合液仍呈均匀浑浊，则未发生凝集。根据结果可判断血型，表1-1-1。

表 1-1-1　血型的判断

抗血清 \ 血型	A	B	AB	O
抗 A 血清	+	−	+	−
抗 B 血清	−	+	+	−

【注意事项】

(1) 载玻片标明 A、B,不要让两种抗血清混合。

(2) 采血前要消毒手指,在乙醇干燥前不要采血,以免乙醇破坏红细胞。

(3) 木棒的两端不可混用。

(4) 及时观察结果。

(5) 对被血液污染的用品在废弃前,要定点放置,集中进行严格的消毒,以防传播疾病。例如,沾血的载玻片浸泡在 84 消毒液中,木棒、采血针、棉球要高压处理。

(二) 试管凝集实验

【原理】 此次实验是以定量的伤寒菌为抗原,根据是否发生凝集反应,来检测血清中是否含有对应的抗体;并根据各管凝集程度的不同,来判断抗体的效价。应用此原理可帮助临床诊断和判断患者的病程、预后等。

【材料】

(1) 灭活的伤寒菌液(7×10^8/ml)。

(2) 待检的动物血清(经伤寒"H"免疫)。

【方法】

(1) 取试管 6 支,用红笔标记好顺序,依次放在试管架中。

(2) 于第 1 管内加生理盐水 0. 9ml,其余各管加生理盐水 0. 5ml。然后在第一管中加入伤寒免疫血清 0. 1ml,用吸管将它与生理盐水吹打混匀后,取出 0. 5ml 加入第二管中;再将第二管中的液体吹打混匀,取出 0. 5ml 加入到第三管中,其余各管都照此方法将血清对倍稀释。至第 5 管时,将试剂混匀后,取出的 0. 5ml 弃去不用。使第 6 管不含伤寒免疫血清,作为实验的阴性对照管。最后在各管中都加入 0. 5ml 伤寒菌液。加样量如表 1-1-2 所示。

表 1-1-2　试管凝集实验的加样表　(单位:ml)

试管号	1	2	3	4	5	6
生理盐水	0.9	0.5	0.5	0.5	0.5	0. 5
伤寒免疫血清	0.1 →	0.5 →	0.5 →	0.5 →	0.5 →	弃 0. 5
伤寒菌液	0. 5	0. 5	0. 5	0. 5	0. 5	0. 5
血清最终稀释度	1 : 20	1 : 40	1 : 80	1 : 160	1 : 320	对照

轻摇试管架,混匀试管内液体,56℃水浴 1 ~ 2h,观察结果。

【结果】

1. 对照管 即(第 6 管),上清液浑浊,管底可有沉淀的细菌,轻摇后分散呈均匀浑浊。

2. 实验管 按 1 ~ 5 管依次观察。阳性者管底有不规则凝集物,较松散。阴性者与对照管相同。

3. 凝集程度的判断

++++:液体澄清透明,细菌全部凝集于管底,轻摇可见大的凝集块。

+++:液体稍浑,细菌大多数凝集于管底,摇动后凝块较前者小。

++:液体中等浑浊,液体中有明显的凝集物,凝集块较小。

+:液体浑浊,仔细观察可以看到液体中有很小的凝集颗粒。

-:与对照管相同。

4. 判断凝集效价 出现明显可见凝集物(++)时的血清最高稀释度为血清效价。

【注意事项】

(1) 试管要做标记,不同试剂的吸管勿交叉混用。

(2) 在对倍稀释伤寒免疫血清时,要混匀后再加入下一试管。

(3) 加样要准确,避免有气泡干扰。

(4) 加样后要轻摇混匀,再进行水浴。

(5) 水浴时避免水滴落入试管内,影响结果。

(6) 实验结束时,小心轻取出试管,以免凝集物分散,影响观察。

(7) 先观察对照管的结果,判断实验可信性;然后观察实验管。

二、间接凝集反应

颗粒性抗原与相应抗体的反应可用直接凝集来定性、定量。而可溶性抗原与相应抗体的反应不能发生肉眼可见的直接凝集现象。借鉴直接凝集反应的原理,把可溶性抗原附加在颗粒性物质——载体上,使之成为人工的颗粒性抗原,然后与相应的抗体混合,观察间接凝集现象。

间接凝集反应是将可溶性抗原(或抗体)先吸附或偶联在与免疫无关、有一定大小的颗粒性物质(载体)上,然后再与相应抗体(或抗原)反应而出现的凝集反应。常用作载体的物质有红细胞、聚苯乙烯胶乳颗粒、金黄色葡萄球菌 A 蛋白(SPA)等。根据载体的不同,间接凝集反应可分为血凝抑制试验、胶乳凝集试验、协同凝集试验等。

本文只介绍用于诊断妊娠的胶乳凝集试验。

【原理】 以聚苯乙烯胶乳颗粒作为载体,抗原致敏的胶乳颗粒与相应抗体结合能发生凝集。如果先将抗体与可溶性抗原作用,然后加入抗原致敏的胶乳颗粒,则不出现凝集,称为胶乳凝集抑制试验。

妊娠妇女尿液中含有人绒毛膜促性腺激素(the human chorionic gonadotropin,HCG),将待测尿液与抗 HCG 的血清混合,该尿液中的 HCG 与抗血清结合,消耗了抗 HCG 血清。然后加入 HCG 致敏的胶乳颗粒,无抗 HCG 血清与之反应,不能发生凝集,为妊娠试验阳性。如果待测尿液中没有 HCG,则致敏胶乳颗粒与抗 HCG 血清结合,发生凝集,称为妊娠试验阴性。

【材料】

(1) HCG 致敏的胶乳抗原。

(2) 抗 HCG 的血清。

(3) 妊娠妇女尿液与未妊娠妇女尿液。

(4) 妊娠试验板,滴管。

【方法】

(1) 在试验板的相邻两孔中分别加入 1 滴妊娠妇女尿液和未妊娠妇女尿液。

(2) 在上述两孔中分别悬空加入 1 滴抗 HCG 的血清,轻摇混匀 1 ~3min。

(3) 在上述两孔中分别悬空加入 1 滴致敏胶乳抗原,轻摇混匀 1 ~ 3 分钟,观察结果。

【结果】 出现白色细小凝集颗粒者为妊娠实验阴性;不出现凝集者呈白色混浊液,为妊娠试验阳性。

【注意事项】

(1) 标本和试剂应按顺序加入。

(2) 滴加抗 HCG 血清和胶乳抗原时应悬空加入,以免污染试剂。

(3) 加入试剂时液滴大小应均匀。

实验三 沉淀反应

可溶性抗原与相应抗体结合,在一定条件下出现沉淀线/环的现象,称为沉淀反应。常用的沉淀反应有环状沉淀反应、絮状沉淀反应、琼脂扩散及免疫电泳等。

琼脂扩散试验是指可溶性抗原与抗体在琼脂内扩散,若两者对应且比例适当,则出现白色沉淀线/环。琼脂是大分子多糖,100℃时熔化,45℃以下凝固而形成网状结构,允许抗原抗体分子在其中自由扩散。琼脂扩散试验又可分为单向和双向扩散,只有抗原或抗体扩散的试验称为单向扩散,可用于定量检测;抗原与抗体都发生扩散的试验称为双向扩散,常用于定性检测。

一、单向琼脂扩散实验

【原理】 单向琼脂扩散实验是定量实验,通常是用已知抗体测定未知抗原。实验中将定量的抗体混合于琼脂内,倾注于玻片上,制成含抗体的琼脂板,凝固后打孔。再将待检抗原加入孔内。因抗体与琼脂混合凝固,抗体的浓度均匀,只有孔中抗原向四周扩散,离孔愈远浓度愈低,这样在抗原、抗体比例合适处形成白色沉淀环。由于只有抗原扩散,故称之为单向扩散。

观察结果可发现,在同样的反应条件下,沉淀环的直径大小与抗原浓度成正比。以不同浓度的标准抗原与固定浓度的抗血清反应形成的沉淀环的直径为纵坐标,以抗原浓度为横坐标,绘制标准曲线。量取待测抗原出现的沉淀环直径,从标准曲线中即可求得其含量。本试验可用于检测标本中各种免疫球蛋白或血清补体含量。

【材料】

(1) 人免疫球蛋白 IgG 的诊断血清(冻干羊抗人 IgG)。

(2) 人免疫球蛋白标准血清,待检人血清。

(3) 琼脂、玻片、打孔器、加样器、湿盒、37℃恒温箱等。

【方法与结果】

1. 制板 按抗血清效价的一半,用 56℃预热的生理盐水稀释抗血清,再加入等量的冷却至 56℃的琼脂轻轻混匀。在微波炉里加热至熔化后,用 5ml 吸管吸取 3ml 含抗血清的琼脂均匀加到玻片上,凝固后放 4℃冰箱 5min。

2. 打孔 以打孔器打孔,孔径 3mm,孔距 1cm,每板 2 排,每排 5 个孔。

3. 稀释 按说明书要求稀释标准血清与待检血清。待检血清 1∶50 稀释,标准血清系列稀释至 1∶12.5、1∶25、1∶50、1∶100、1∶200。

4. 加样　用微量加样器在第一排孔中依次加入不同稀释度的人标准血清 10μl，第二排相邻孔中加待检血清各 10μl。

5. 测沉淀环直径　将琼脂板放入湿盒，37℃ 24h 后测各沉淀环直径。

6. 计算 IgG 含量　以沉淀环直径为纵坐标，相应孔的 IgG 含量为横坐标，在半对数纸上制作标准曲线。根据待检血清沉淀环直径查标准曲线，将查得的 IgG 含量乘以标本的稀释倍数，即为待检血清中的 IgG 含量。

【注意事项】

(1) 灌板时，要将抗血清 56℃预温，与冷却至 56℃的琼脂混匀后，迅速灌板，避免气泡。

(2) 加样时避免碰坏孔壁。

(3) 孔间距不能小于 1cm。

二、双向琼脂扩散实验

【原理】　双向琼脂扩散试验是定性实验。将可溶性抗原与相应抗体分别加入琼脂板上的孔内，两者均可扩散，在抗原抗体比例适宜处形成可见的沉淀线。如果不是相应的抗原与抗体，就不出现沉淀线。本试验常用于分析抗原抗体的纯度及相互关系。

【材料】

(1) 羊抗人 IgG 标记为 Ab，待测抗体标为抗原 1(Ag1)、抗原 2(Ag2)。

(2) 生理盐水配制的 1% 琼脂。

(3) 玻片、打孔器、湿盒、37℃恒温箱等。

【方法】

1. 制板　将熔化的 1% 琼脂加在玻片上，3ml/板。

2. 打孔　待琼脂凝固后，在板上打孔。

3. 加样　如图 1-1-1 所示，中央孔加抗体，上下孔加抗原 1，左右孔加抗原 2，每孔 10μl。

4. 结果观察　将琼脂板置于湿盒内，37℃ 24h 后观察结果。

【结果】　在中央孔与周围孔之间，如出现沉淀线，则为阳性反应，提示有相应抗体与抗原反应。如无沉淀线出现，则为阴性反应，说明抗体与抗原不相对应。

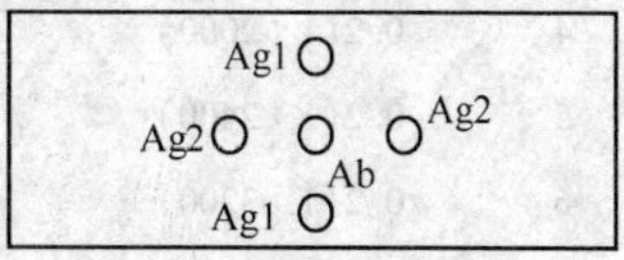

图 1-1-1　加样示意图

中央孔加 Ab，上下孔加抗原 1，左右孔加抗原 2

【注意事项】

(1) 琼脂铺板应一次铺成，均匀平滑。

(2) 加样时，对准孔倒置滴管，轻挤出液体，避免量多溢出，影响沉淀线的形成。

实验四　补体结合实验

【原理】　补体无特异性，可与任何抗原抗体复合物结合而被激活，但不能与单独的抗原或抗体结合。

补体结合试验(complement fixation test，CFT)是一种有补体参与，以绵羊红细胞(sheep red blood cell，SRBC)和溶血素(抗 SRBC 的抗体)作为指示系统的抗原抗体反应体系。绵羊红细胞与溶血素结合后可激活补体，导致红细胞破坏，出现溶血现象。参与补体结合反应的五种成分可分为两个系统：①待检系统，已知抗原（或抗体）、待检抗体（或抗原）；②指示系统，SRBC、溶血素。待检系统与补体作用后，加入指示系统，若不出现溶血，表示待检系统中的抗原抗体相对应；两者特异性结合形成抗原抗体复合物结合并消耗了补体，无游离的补体与指示系统结合，故不溶血，为补体结合实验阳性。反之，若出现溶血，则为补体结合实验阴性。

一、预 备 实 验

（一）溶血素单位滴定

【材料】

（1）2% 绵羊红细胞：取新鲜脱纤维的羊血，用生理盐水洗两次后，配成 2% 浓度备用。

（2）溶血素：用绵羊红细胞免疫动物后制备的动物血清。

（3）补体：取新鲜豚鼠血清作 1∶30 稀释，冰箱保存备用。

（4）其他：生理盐水、试管、吸管、37℃水浴箱。

【方法】

（1）按照表 1-1-3，于各管中分别加入不同稀释度的溶血素 0.2ml，然后加入其他成分。

表 1-1-3　溶血素滴定　　（单位：ml）

试管号	溶血素（稀释度）	补体（1∶30）	生理盐水	2% SRBC	结果	
1	0.2（1∶1000）	0.2	0.4	0.2	完全溶血	
2	0.2（1∶1200）	0.2	0.4	0.2	完全溶血	
3	0.2（1∶1600）	0.2	0.4	0.2	完全溶血	
4	0.2（1∶2000）	0.2	0.4	0.2	完全溶血	摇匀后置37℃水浴30分钟
5	0.2（1∶2400）	0.2	0.4	0.2	完全溶血	
6	0.2（1∶3200）	0.2	0.4	0.2	完全溶血	
7	0.2（1∶4000）	0.2	0.4	0.2	完全溶血	
8	0.2（1∶4800）	0.2	0.4	0.2	完全溶血	
9	0.2（1∶6400）	0.2	0.4	0.2	完全溶血	
10	0.2（1∶8000）	0.2	0.4	0.2	完全溶血	
11	0.2（1∶9600）	0.2	0.4	0.2	完全溶血	
12	0.2（1∶12800）	0.2	0.4	0.2	大部分溶血	
13	0.2（1∶16000）	0.2	0.4	0.2	不溶血	
对照	—	0.2	0.4	0.2	不溶血	

（2）充分混匀后，置 37℃水浴 30min，观察结果。

（3）凡最高稀释度的溶血素可呈现完全溶血者为 1 个单位。

表中的试验表明，第 11 管（即 1∶9600 倍稀释）0.2ml 溶血素为 1 个单位。试验时常用

0.2ml 中含 2 个单位溶血素单位的稀释液(即 1∶4800 倍稀释),配制时可取 1∶100 倍的溶血素 1ml 加生理盐水 47ml。

(二) 补体单位滴定

【材料】

(1) 补体:1∶30 稀释(同溶血素滴定)。

(2) 2 单位溶血素。

(3) 2% 绵羊红细胞(同溶血素滴定)。

(4) 其他(同溶血素滴定)。

【方法与结果】

(1) 按表 1-1-4 中各管加入 1∶30 稀释的补体。

表 1-1-4　补体单位滴定　　(单位:ml)

试管	补体(1∶30)	NS		溶血素(2 单位)	2% SRBC		结果
1	0.06	0.54	37℃水浴15～30min	0.2	0.2	37℃水浴15～30min	不溶血
2	0.08	0.52		0.2	0.2		稍溶血
3	0.10	0.50		0.2	0.2		全溶血
4	0.12	0.48		0.2	0.2		全溶血
5	0.14	0.46		0.2	0.2		全溶血
6	0.16	0.44		0.2	0.2		全溶血
7	0.18	0.42		0.2	0.2		全溶血
8	0.60	0.2		—	0.2		不溶血

(2) 依次加入其他成分于每管中,混匀后置 37℃ 水浴 15～30min 后观察结果,判定补体单位。

(3) 补体单位:凡能使一定量红细胞发生完全溶解的最小补体量,称为 1 个确定单位。如下表中自第 3 管开始出现完全溶血现象,因此第 3 管(0.1ml)所含补体量为 1 个确定单位。

由于在实际应用时补体有一部分损失及活性降低,故通常取其次高一管补体量称为一个实用单位。例如,表 1-1-4 中第 4 管(0.12ml)为 1 个实用单位,可以表示为:

1 个确定单位 = 0.1ml　1∶30 稀释的补体

1 个实用单位 = 0.12ml　1∶30 稀释的补体

(4) 补体的稀释

若使每 0.2ml 补体含 2 个实用单位,可按下式计算:

$$30:(2\times0.12)=x:0.2$$

$$x=30\times0.2/2\times0.12=25$$

即将补体原液稀释 25 倍,用 0.2ml 即可。

二、正式实验

【材料】

(1) 补体:豚鼠血清按上述补体单位滴定结果稀释。

(2) 抗原:伤寒菌液 10 亿个/ml,煮沸 2h,离心 3000r/min,30min,吸取上清作为抗原,实验前作抗原滴定,用 4 单位的抗原。

(3) 待检血清:56℃ 30min 灭活后,1∶5 稀释。

(4) 溶血素 2 单位。

(5) 2% 绵羊红细胞(SRBC)。

【方法】

(1) 取 5 支试管,依次做好标记,放在试管架中。

(2) 按照表 1-1-5 加样。

表 1-1-5 补体结合试验 (单位:ml)

试管号	待检血清	抗原	补体	NS		溶血素	SRBC		结果
1(试验管)	0.2	0.2	0.2	—	摇匀 37℃ 水浴 15min	0.2	0.2	摇匀 37℃ 水浴 15min	—
2(血清对照管)	0.2	—	0.2	0.2		0.2	0.2		溶血
3(抗原对照管)	—	0.2	0.2	0.2		0.2	0.2		溶血
4(补体对照管)	—	—	0.2	0.4		0.2	0.2		溶血
5(SRBC 对照)	—	—	—	0.8		—	0.2		不溶血

【结果判定】 第 2~5 均为对照管,具有不同的对照意义,应分别出现溶血、溶血、溶血、不溶血,说明反应条件和材料的可信程度。第 1 管为试验管,不溶血为补体结合试验阳性(+),溶血为补体结合试验阴性(-)。

【注意事项】

(1) 羊血用前轻轻摇匀,避免剧烈震荡引起溶血。

(2) 各种试剂的吸管不要混用。

(3) 补体性质较不稳定,低温保存,加样时再从冰箱取出。

(4) 水浴时避免水滴进试管。

(5) 本试验影响因素很多,对照管的反应情况是否正常是判断试验可信与否的参照。

实验五 免疫标记技术

上述的凝集反应、沉淀反应以及补体结合反应均属于经典的体外抗原抗体反应,反应结果可以通过肉眼来直接观察。然而,这些经典方法的缺点是对于所检测抗原抗体的浓度要求比较高,敏感性较低。当抗原抗体量较低时,很难出现肉眼可见的现象。此外,用肉眼观察结果具有一定的主观性,不同的观测者可能判定的结果不一致。因此,需要一种辅助性手段来提高抗原抗体反应的敏感度和标准化,免疫标记技术的发明解决了这一问题。

免疫标记技术是指将放射性核素、荧光素、酶等标记于抗原(抗体),然后再与相应的抗体(抗原)反应,以检测标记物的有无及含量来间接反映样品中待检抗原或抗体的存在与多少。

根据标记物的不同,免疫标记技术可分为放射免疫技术、免疫荧光技术及免疫酶技术。免疫标记技术将标记物分析的高灵敏度及抗原抗体的特异性反应有机地结合在一起,不仅可用于微量抗原或抗体的检测而且还可用于细胞与组织中抗原的定位检测。

一、免疫荧光技术

免疫荧光技术是根据抗原抗体反应的原理，先将已知的抗体或抗原标记上荧光素（如FITC、PE等），制成荧光抗体（或抗原），再用这种荧光抗体（或抗原）作为探针检测组织或细胞内的相应抗原（或抗体）。在组织或细胞内形成的抗原抗体复合物上含有标记的荧光素，在荧光显微镜观察标本时，荧光素受外来激发光的照射而发生明亮的荧光（黄绿色或橘红色）。通过观察荧光所在的组织细胞，从而确定抗原或抗体的性质、定位，以及利用定量技术测定其含量。

根据检测方法的不同，免疫荧光技术可分为直接免疫荧光法和间接免疫荧光法。即将待检的目的蛋白作为抗原，固定在载玻片上，先加上针对目的蛋白的抗体（第一抗体）进行反应，再加上针对第一抗体的荧光素标记抗体（第二抗体）进行反应，称作间接免疫荧光法。如果将荧光素标记在第一抗体上，则不用再加第二抗体，称作直接免疫荧光法。

利用间接免疫荧光法检测T细胞亚群

【原理】 根据T淋巴细胞表面分化抗原的不同，可将T淋巴细胞分为若干亚群。T细胞亚群的检测已广泛应用于基础、临床免疫学研究和患者免疫功能的测定。目前常用的检测方法是应用CD3、CD4和CD8的单克隆抗体（McAb）检测外周血中的单个核细胞，根据$CD3^+$、$CD4^+$和$CD8^+$细胞的阳性率，判断人总T细胞、T辅助细胞及杀伤性T细胞亚群的百分率。下面介绍利用间接免疫荧光法检测T细胞亚群的原理。

与一般的间接免疫荧光法相同，是先用鼠抗CD分子的McAb与外周血单个核细胞反应，洗去未结合的游离单抗后，加入抗鼠IgG的荧光二抗，经过反应和洗涤后，在荧光显微镜下观察荧光阳性细胞。

【实验材料】

（1）肝素、Hank's液、小牛血清、淋巴细胞分离液、鼠抗人细胞表面抗原CD3、CD4、CD8的单克隆抗体、荧光标记的兔抗鼠或羊抗鼠二抗。

（2）载玻片，湿盒，荧光显微镜，无菌注射器、吸管、试管、盖玻片、水平离心机等。

【实验方法】

（1）人外周血单个核细胞的分离，方法见实验六，细胞数调整为5×10^6/ml。

（2）取单个核细胞悬液0.1 ml，加入抗CD3、CD4或CD8分子的单抗0.1 ml，混匀后于4℃避光放置30 min。

（3）用Hank's液洗涤3次，每次800r/min离心5 min。

（4）弃大部分上清，混匀细胞后滴片，在荧光显微镜下观察并计数荧光阳性细胞数。

【结果判定】 计数200个细胞，以荧光强度大于或等于2+为阳性细胞，根据计数的细胞总数和阳性细胞数算出阳性细胞百分率。

【正常值参考】 正常人外周血$CD3^+$细胞的阳性率为60%～80%，$CD4^+$细胞的阳性率为35%～55%，$CD8^+$细胞的阳性率为20%～30%。$CD4^+$细胞/$CD8^+$细胞的比值为（1.5～2.0）：1。

【注意事项】

（1）离心完后应该立即观察结果，长时间放置将导致荧光信号淬灭，影响实验结果的准确性。

（2）年龄与性别的差异可导致T细胞亚群的比值出现差异，在临床检测中应给予考虑。

二、免疫酶技术

免疫酶技术是将抗原抗体反应的特异性与酶的高效催化作用有机结合的一种方法。具有灵敏度高、特异性强、快速方便等优点，是免疫学技术中应用最广的方法之一。它以酶作为标记物，与抗体或抗原联结，与相应的抗原或抗体作用后，通过底物的颜色反应作抗原抗体的定性和定量检测，即酶联免疫吸附实验（ELISA），亦可用于组织中抗原或抗体的定位研究，即酶免疫组织化学技术。酶与抗体或抗原结合后，既不改变抗体成抗原的免疫学反应的特异性，也不影响酶本身的酶学活性。

根据检测目的和操作步骤不同，ELISA有双抗体夹心法、间接法、竞争法三种类型的常用方法。

1. 间接法——用于检测抗体（图1-1-2）

（1）将已知抗原吸附固相载体，温育后洗涤。

（2）加入待测标本（第一抗体），温育后洗涤。

（3）加入酶标记的二抗，温育后洗涤。

（4）加入底物，测定底物的颜色反应（颜色深浅程度和速率与待检标本中的抗体含量有关）。

2. 双抗体夹心法——用于检测大分子抗原（图1-1-3）

（1）将已知的特异性抗体吸附于固相载体，温育后洗涤。

（2）将含有抗原的待检液与致敏的固相载体温育后，洗涤。

（3）加入酶标记的特异性抗体，温育后洗涤。

（4）加底物，颜色改变与第二步中所加待检液中的抗原量成正比。

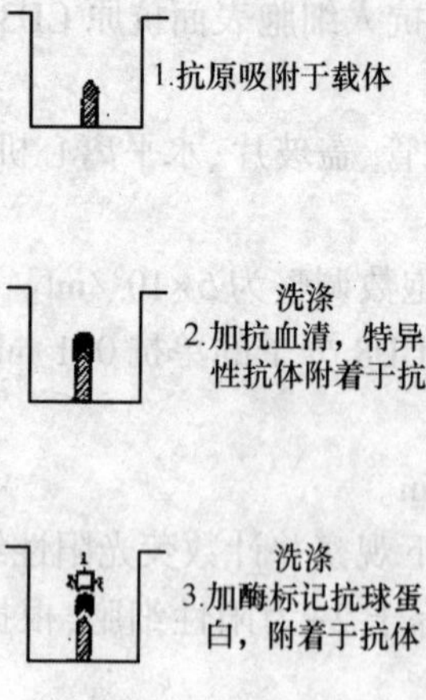

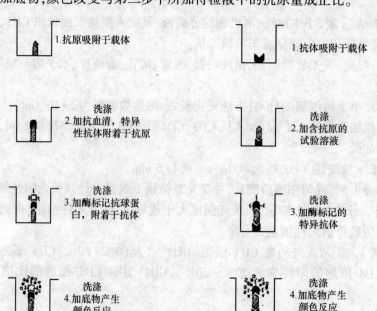

图1-1-2 ELISA间接法

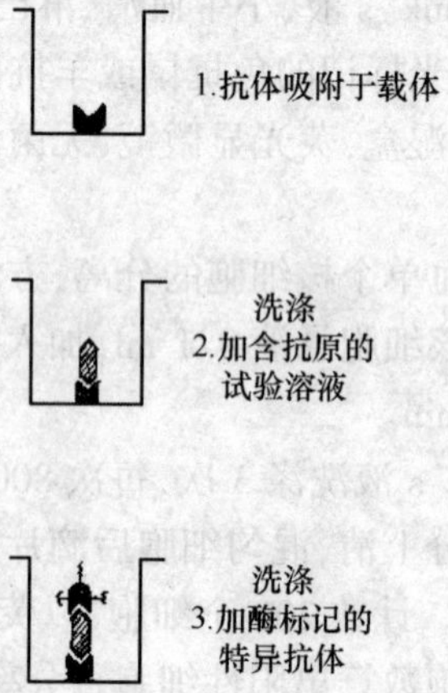

图1-1-3 ELISA双抗体夹心法

3. 竞争法——标记抗原测抗原(图 1-1-4)

(1) 将特异性抗体吸附于固相载体,温育后洗涤。

(2) 加入含有抗原的待测液与酶标记的抗原,温育后洗涤;同时,对照组仅加酶标记抗后,温育后洗涤。

(3) 加入酶底物,仅加酶标记抗原所显示的颜色反应和加有待检抗原及酶标记抗原所出现的颜色反应的差数,与待检液中抗原含量成正比。

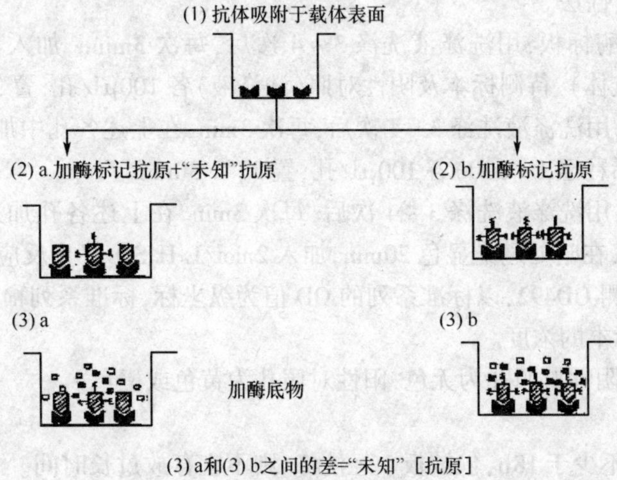

图 1-1-4　ELISA 竞争法

利用间接 ELISA 法测血清中的溶血素

【原理】 同前。

【实验材料】

(1) 脱纤维绵羊红细胞。

(2) 兔抗绵羊红细胞抗体(溶血素)。

(3) 酶标羊抗兔 IgG。

(4) 包被缓冲液:0.05mol/L pH9.6 碳酸盐缓冲液。

(5) 洗涤液:含 0.05% 吐温-20 的 0.01mol/L pH7.4 PBS。

(6) 底物缓冲液:pH5.0 磷酸盐枸橼酸缓冲液。

(7) 底物溶液:OPD 10mg,底物缓冲液 25ml,30% H_2O_2 液 40μl。

(8) 2mol/L H_2SO_4 溶液。

(9) 酶标板、酶标仪。

【实验方法】

1. 定性法

(1) 包被:无菌取脱纤维绵羊血适量加入离心管内,用生理盐水离心洗涤二次,取压积红细胞 2ml 加入等量蒸馏水,振荡破碎红细胞,用 0.05mol/L pH9.6 碳酸盐缓冲液稀释,每孔 100μl 加至聚乙烯塑料酶标板中,置湿盒中 4℃过夜。第二天取出,用洗涤液洗涤 3～4 次,每次 3min,玻璃纸封存,置 4℃冰箱中备用。

(2) 取包被好的酶标板,分别加入阳性对照(1∶500 稀释的兔抗绵羊红细胞抗体即溶血素）、阴性对照（洗涤液）及待测标本各 100μl/孔，置 37℃ 45min。

（3）倾去液体，用洗涤液洗涤 3 ~4 次后，每次 3min，在上述各孔中加入酶标羊抗兔 IgG 应用液（用洗涤液稀释至 1∶200）各 100μl/孔，置 37℃ 30min。

（4）倾去液体，用洗涤液洗涤 3 ~4 次后，每次 3min，在上述各孔加入临时配制的酶底物溶液各 100μl/孔，在暗处避光显色 20min，加入 2mol/L H_2SO_4终止反应。

2. 定量法

（1）包被：同定性法。

（2）包被好的酶标板，用洗涤液洗涤 3 ~4 次后，每次 3min。加入不同浓度的溶血素（兔抗绵羊红细胞抗体）、待测标本及阴性对照（洗涤液）各 100μl/孔，置 37℃30min。

（3）倾去液体，用洗涤液洗涤 3 ~4 次后，每次 3min，在上述各孔中加入酶标羊抗兔 IgG 应用液（用洗涤液稀释至 1∶200）各 100μl/孔，置 37℃ 30min。

（4）倾去液体，用洗涤液洗涤 3 ~4 次后，每次 3min，在上述各孔加入临时配制的酶底物溶液各 100μl/孔，在暗处避光显色 20min，加入 2mol/L H_2SO_4终止反应。

（5）用酶标仪测 OD492，以标准系列的 OD 值为纵坐标，标准系列稀释度为横坐标作标准曲线，求出待测标本的浓度。

【实验结果】 阴性对照孔为无色，阳性对照孔为黄色或橙色。

【注意事项】

（1）包被时间不少于 18h，包被板一经洗涤，则不宜存放过长时间。

（2）包被和温育均应将酶标板放置湿盒内进行。

（3）洗板一定力求洗得干净，以保证实验的成功。

实验六　外周血及组织中单个核细胞的分离

一、人外周血单个核细胞的分离

在进行特异性细胞免疫功能测定时，需要从人外周血中分离纯化外周血单个核细胞（peripheral blood mononuclear cells，PBMC）。分离 PBMC 的常用方法有物理方法（如密度梯度离心法、细胞比重法等）；化学法（如低渗盐水法、氯化铵溶红细胞法）等。下面仅介绍目前最常用的 Ficoll-Hypaque 密度梯度离心法。此分离法简便、分离纯度高、产量多，而且不影响细胞的活性。

【原理】 常用来分离人外周血单个核细胞的分离液是由聚蔗糖（ficoll）和泛影葡胺（hypaque）按一定比例混合制成。它分子量大又无化学活性，20℃时比重为（1.077±0.001）kg/L，淋巴细胞和单核细胞比重略小于分层液，为 1.070kg/L 左右，而粒细胞和红细胞比重大，为 1.092kg/L 左右。通过离心，使一定比重的细胞按相应密度梯度分布，淋巴细胞和单核细胞位于分离液的上层，而粒细胞和红细胞沉于离心管的管底，从而将淋巴细胞和单核细胞等单个核细胞分离出来。

【材料】

（1）比重为（1.077±0.001）kg/L 的聚蔗糖-泛影葡胺（商品名为淋巴细胞分离液）。

（2）肝素（25U/ml）。

（3）无 Ca^{2+}及 Mg^{2+}的 Hank's 液、RPMI 1640 培养液。

细胞为中心,周围环绕绵羊红细胞的玫瑰花样的花环。该实验可用于检测外周血中 T 淋巴细胞的数目与比例。

【材料】

(1) 淋巴细胞分离液。

(2) 肝素。

(3) 无钙、镁的 Hank's 液,pH7. 2 ~ 7. 6。

(4) Alsever 溶液。

(5) 绵羊红细胞:用 Alsever 溶液保存的新鲜绵羊血经洗涤后,配制 1% 绵羊红细胞悬液。

(6) 吸收灭活胎牛血清:胎牛血清经 56℃ 30min 灭活后,按每毫升胎牛血清加入洗涤过的压积绵羊红细胞 0. 1ml,混匀,37℃孵育 30min,然后 2000r/min 离心 20min,取上清置 4℃保存。

(7) 0. 8% 戊二醛溶液。

(8) 0. 2% 冷亚甲蓝溶液。

(9) 其他:试管、吸管、滴管等。

【方法】

(1) 按实验一的方法取肝素防凝血 3ml,加 3ml Hank's 液对倍稀释,并沿管壁缓缓将血加到淋巴细胞分离液之上,2000r/min 离心 20min。

(2) 小心吸取分离液界面白色的单个核细胞层(含有淋巴细胞),用 Hank's 液洗涤 2 次,调整细胞浓度为 2×10^6 个/ml 备用。

(3) 在一支新华氏管内加入淋巴细胞悬液 0. 1ml、经吸收灭活的胎牛血清 0. 1ml、1% 绵羊红细胞悬液 0. 1ml,混匀,37℃孵育 5min,然后 500r/min 离心 5min。将试管置于 4℃冰箱,至少 2h。

(4) 取出试管,弃去部分上清,轻轻旋转华氏管使细胞混匀,然后沿管壁加 1 滴 0. 8% 戊二醛固定,置于 4℃冰箱 20min。

(5) 轻轻吸取 1 滴滴片,再加一滴 0. 2% 冷亚甲蓝溶液,染 5min,盖上盖玻片,高倍镜下观察玫瑰花环形成情况。

【结果】　凡淋巴细胞周围吸附 3 个或 3 个以上绵羊红细胞者即为 E-花环形成阳性,计数 200 个淋巴细胞,计算 E-花环形成的百分率。

$$\text{E-花环形成率} = \frac{\text{形成花环的淋巴细胞数}}{\text{形成花环及未形成花环的淋巴细胞数总和}} \times 100\%$$

正常值:人外周血 E-花环形成率为 60% ~ 80% ,少于 50% 为降低。

【注意事项】

(1) 用于 E-花环形成试验的绵羊血一定要新鲜,储存时间不能超过 2 周。

(2) 胎牛血清使用前一定要灭活补体。

(3) E-花环形成后的实验操作一定要轻柔,以免已形成的花环再解离。

实验八　豚鼠过敏实验——Ⅰ型超敏反应

【原理】　超敏反应(hypersensitivity)是指已致敏的机体再次接触相同变应原时,所引起的自身组织损伤和(或)生理功能紊乱。超敏反应是异常的或病理性的免疫应答。依照超敏反应的发生机制,可将其分为Ⅰ、Ⅱ、Ⅲ、Ⅳ型,其中的Ⅰ型超敏反应又称为速发型超敏反应或变态反应(anaphylaxis)。引起超敏反应的抗原称为变应原(allergen)。

在Ⅰ型超敏反应中,变应原首次进入机体,刺激浆细胞产生IgE,IgE的Fc段与肥大细胞或嗜碱粒细胞表面的FcεR结合,使得IgE吸附在这些细胞的表面,这是致敏阶段。当相同的变应原再次进入致敏机体时,即可与吸附在这些细胞表面的IgE结合,引起一系列反应,使这些细胞释放组胺等生物活性介质,引起Ⅰ型超敏反应的发作,即发敏阶段。组胺是一个主要的生物活性介质,它的迅速释放,能扩张小血管和增加毛细血管通透性、刺激平滑肌收缩、促进黏膜腺体分泌增加;导致血压下降、呼吸困难、腹痛,甚至引起过敏性休克,导致死亡。

【材料】

(1) 成年的健康豚鼠。

(2) 新鲜蛋清:取新鲜鸡蛋的蛋清,做1∶10稀释。

(3) 无菌注射器。

【方法】

1. 致敏注射 在试验开始前2周,给豚鼠皮下注射1ml稀释的蛋清。

2. 发敏注射 固定好豚鼠,找到心尖搏动处,用碘酒、乙醇溶液依次消毒后,给豚鼠心内注射1ml稀释的蛋清。放开豚鼠,观察反应情况。

【结果】 在发敏注射后数分钟,豚鼠会出现一系列症状,表现为兴奋不安、躁动、鼻翼煽动、抓鼻,呼吸急促、毛发耸立、四肢痉挛、跳跃,甚至死亡。

第二章　医学微生物学

实验一　细菌的形态和特殊结构观察

细菌从形态上分，主要有球菌、杆菌、螺形菌三种。现准备了三种菌的示教片：葡萄球菌、变形杆菌、霍乱弧菌，注意它们的染色性，形态和排列特点。

细菌的特殊结构包括：芽孢、荚膜、鞭毛和菌毛。其中芽孢可增强细菌对不良环境的抗性；荚膜具有抗吞噬、抗损伤、抗干燥的作用；鞭毛是细菌的运动器官，着生位置有单生、双生、丛生、周生；菌毛与细菌的黏附以及细菌间遗传物质的转移有关，在电镜下才可以见到。现准备示教片：芽孢（破伤风梭菌）、荚膜（肺炎链球菌）、鞭毛（变形杆菌）。

一、显微镜油镜的使用

【原理】 细菌个体微小，必须借助光学显微镜的油镜将其放大1000倍左右进行观察。使用油镜时，在标本片与镜头之间加上香柏油，香柏油折光率（$n=1.515$）与玻片折光率（$n=1.52$）接近，可大大减少由于介质（空气）密度不同而发生的折射现象，避免光线的分散，使视野明亮，物象清晰。参见图1-2-1。

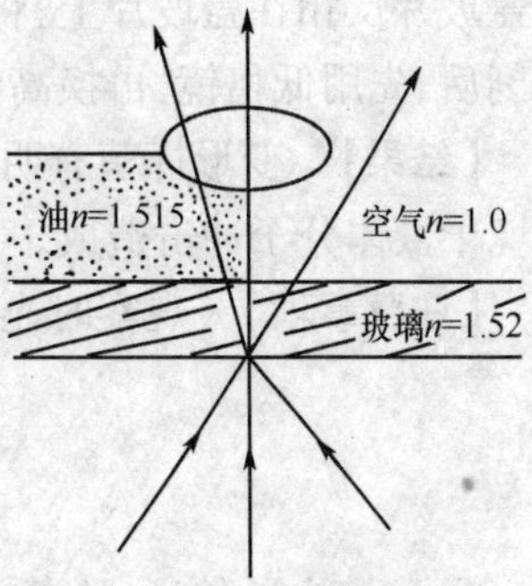

图1-2-1　油镜的原理

【材料】

（1）标本片。

（2）显微镜、香柏油、二甲苯、擦镜纸。

【方法】

（1）将显微镜载物台放平，若倾斜会使香柏油流散。

（2）打开电光源或用反光镜调整外来光线。

（3）将聚光镜调至最高位置，光圈完全打开。

（4）将标本固定在载物台上，先用低倍镜找到标本适当位置，调好焦距。

（5）在玻片上加一滴香柏油，转动镜头转换器，将油镜头置于工作位置，镜头进入油中。若从目镜中观察到模糊图像，则调整细调节钮使物象清晰。若无物像，则重新调整，从侧面看着油镜，缓缓转动粗调节钮使镜头浸于油内，至几乎与玻片接触为止，切勿使两者相碰，以免损伤油镜镜头和载玻片。从目镜观察，调节粗调节钮，上调油镜头，至看到模糊物象，再调节细调节钮使物象清晰。未能看到物象时，可重复上述步骤操作。

（6）使用后应立即用擦镜纸擦去镜头上的香柏油。若油已干，可用擦镜纸沾少许二甲苯擦拭镜头，随即用干擦镜纸擦掉二甲苯。

【注意事项】

（1）显微镜是贵重仪器，操作时动作要轻柔，防止损坏镜头和部件。

（2）不得随意拆卸。

二、细菌不染色标本观察法

【原理】 不染色标本中的细菌，折光性与周围环境差别不大，难以看清其形态特征及结构。许多杆菌、弧菌有鞭毛，细菌可借助鞭毛运动，用不染色标本的压滴法或悬滴法，在显微镜下可观察细菌的运动状况。

【材料】

(1) 变形杆菌、葡萄球菌 8～12h 肉汤培养基。

(2) 载玻片、凹玻片、盖玻片、凡士林、接种环、酒精灯。

【方法】

1. 压滴法 用接种环分别取变形杆菌、葡萄球菌菌液置于洁净载玻片中央，在菌液上轻轻覆以盖玻片，勿产生气泡，勿使菌液外溢。静置片刻，先在低倍镜下观察，再换高倍镜观察。镜检时适当降低聚光器或缩小光圈以利于观察。

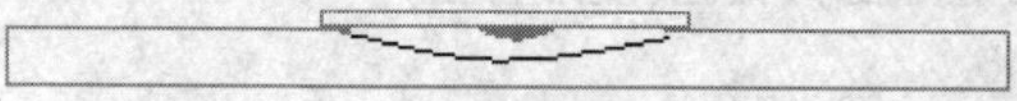

图 1-2-2 悬滴标本的制作

2. 悬滴法 在凹玻片的凹窝周围涂少许凡士林，用接种环取变形杆菌和葡萄球菌菌液，分别置于一盖玻片中央，将凹窝对准盖玻片反扣在盖玻片上，将两者压紧后迅速反转，使菌液悬于盖玻片下，见图 1-2-2。静置片刻后，先用低倍镜，再换高倍镜观察。

【结果】 变形杆菌有明显的定向运动，从一处泳至另一处；葡萄球菌呈原位的颤动，为环境中液体分子冲击造成。

【注意事项】 观察时光线不宜过强，适当降低聚光器，缩小光圈利于观察。

三、细菌的染色法

(一) 观察细菌形态常用的染色方法

单染色法

【原理】 由于细菌微小，无色半透明，所以必须进行染色，以增加反差，才能在光学显微镜下看清楚。只用一种染料染色的方法叫单染色法，单染色法只能显示细菌的形态、排列，不能显示细菌结构，不能鉴别细菌。由于细菌在中性、弱碱性环境中大多带正电荷，故易与带负电荷的碱性染料结合，如亚甲蓝、结晶紫、碱性复红等。

【材料】

(1) 葡萄球菌，大肠埃希菌 18～24h 培养物。

(2) 0.5% 吕氏亚甲蓝或 1∶10 稀释的苯酚复红。

(3) 载玻片、酒精灯、接种环、生理盐水、染色液及染色工具。

【方法】

(1) 标本片的制作

1) 涂片：在载玻片上滴一小滴生理盐水，用接种环蘸取少许细菌培养物与生理盐水混合均匀，涂成直径 1cm 的薄膜。

2) 干燥：在空气中自燃干燥或将标本面向上在酒精灯弱火上方干燥(勿靠火焰太近)。

3) 固定：手持已干燥标本片一端，标本面向上，快速通过火焰 3 次。

(2) 染色:在涂菌部位滴加吕氏亚甲蓝染液或苯酚复红染液,染 1~2min,用水轻轻冲去染料,滤纸吸干,镜检。

【结果】 葡萄球菌,大肠埃希菌被亚甲蓝染成蓝色,被稀释复红染成红色。

革兰染色法(Gram's 染色法)

【原理】 革兰染色法是一种复染法,它需用两种以上染料染色,是细菌学中最重要的染色方法之一。根据染色结果将细菌分为革兰阳性菌和革兰阴性菌两大类。原因:①G^+菌细胞壁结构致密,肽聚糖层厚,脂质含量少,乙醇不易透入;同时乙醇使细胞壁脱水形成一道屏障,阻止结晶紫-碘复合物从胞内渗出。G^-菌细胞壁较为疏松,肽聚糖层很薄,而外膜、脂蛋白、脂多糖又均含大量脂质,易被乙醇溶解,致使细胞壁通透性变大,使结晶紫-碘复合物被乙醇溶解析出而脱色。②G^+菌等电点(pH 2~3)比 G^-菌(pH 4~5)低。在相同 pH 下,G^+菌所带的负电荷比 G^-菌多。故与带正电的结晶紫染料结合较多,不易脱色。上述两者中以①更重要。

【材料】

(1) 葡萄球菌、大肠埃希菌 18~24h 培养物。

(2) 结晶紫染液、卢戈碘液、95% 乙醇溶液、稀释复红。

(3) 载玻片、酒精灯、接种环、生理盐水、染色用具。

【方法】

(1) 制备标本片

1) 涂片:在载玻片上滴一滴生理盐水,用接种环挑取少许细菌培养物与生理盐水混合均匀,涂成直径约 1cm 的菌膜,涂片应薄而均匀。取菌时应严格无菌操作。

2) 干燥:涂片最好放置室温中,在空气中自然干燥或将标本面向上在酒精灯弱火上方干燥(勿靠火焰太近,将标本烤枯)。

3) 固定:手执已干燥标本片的一端,标本面向上,在火焰外层较快地来回通过 3 次,2~3s,用玻片反面触及皮肤,以不觉过分地烫为度。待放置冷却后,进行染色。固定目的为杀菌、黏附、染料穿透及防止细菌被洗脱。

(2) 染色

1) 初染:滴加结晶紫染液数滴覆盖菌膜,染色 1min,用水轻轻冲洗。

2) 媒染:滴加卢戈碘液数滴,染色 1min,用水轻轻冲洗。

3) 脱色:滴加 95% 乙醇溶液,轻摇玻片,时间 30s,用水轻轻冲洗。

4) 复染:滴加稀释复红数滴,染色 30s,用水轻轻冲洗,吸水纸印干,镜检。

【结果】 镜检结果呈紫色者为革兰阳性菌,呈红色者为革兰阴性菌。葡萄球菌呈紫色,为革兰阳性菌;大肠埃希菌呈红色,为革兰阴性菌。

【注意事项】

(1) 选择适龄培养物。

(2) 如果细菌细胞壁破损,其染色性由 $G^+ \rightarrow G^-$。

(3) 掌握好脱色时间,脱色过长 $G^+ \rightarrow G^-$,脱色过短 $G^- \rightarrow G^+$。

齐-内染色法(Ziehl-Neelsen 法)

【原理】 结核分枝杆菌对苯胺染料一般不易着色,但经加温或延长染色时间后能抵抗 3% 盐酸乙醇溶液的脱色作用。经此法染色后,结核分枝杆菌及其他分枝杆菌呈红色,非抗酸菌呈蓝色。

【材料】

(1) 酸、碱处理后的痰标本。

(2) 苯酚复红染液。

(3) 3% 盐酸乙醇溶液。

(4) 碱性亚甲蓝染液。

(5) 竹签、酒精灯、显微镜、香柏油等。

【方法】

(1) 用竹签挑取开放性肺结核患者晨痰标本中干酪样小粒或脓性部分,或挑取经酸、碱处理后的痰标本,置载玻片中央,均匀涂布成 1.5cm×2.0cm 卵圆形痰膜,干燥,固定。

(2) 滴加苯酚复红液于涂片上,夹住玻片,置于酒精灯火焰缓缓加热,至有蒸汽冒出,约维持 5min(切勿沸腾或使染液干涸于玻片上)。如有染液干涸趋势,应补加染液。然后自然冷却,用流水漂去多余染液。

(3) 滴加 3% 盐酸乙醇溶液脱色,至涂片较厚处无颜色脱出为止,约 30s,水洗。

(4) 滴加碱性亚甲蓝液复染 1min,水洗。

(5) 滤纸吸干后镜检。

【结果】 将玻片置油镜下观察,可见结核分枝杆菌呈红色,形态细长微弯;非抗酸菌及标本中其他细胞等均呈蓝色。

(二) 观察细菌特殊结构的染色法

细菌荚膜染色法

【原理】 某些细菌细胞壁外面有一层较厚的黏稠物质,称为荚膜。荚膜对染料的亲和力弱,不易着色。常采用负染色法,让菌体和背景着色,而荚膜不着色,使菌体外周呈现一个透明圈。制片是为防止荚膜收缩变形,一般不用热固定。

【材料】

(1) 经小鼠传代培养的肺炎链球菌。

(2) 结晶紫乙醇饱和液 5ml,加蒸馏水 95ml,混匀。

(3) 20% 硫酸铜溶液。

【方法】

(1) 按常规方法涂片,不需加热固定。

(2) 加结晶紫液,在火焰上方略加热,至冒热蒸汽为止。

(3) 用 20% 硫酸铜溶液冲洗,吸干,镜检。

【结果】 荚膜无色或呈淡紫色,菌体及背景呈紫色。

细菌鞭毛染色法

【原理】 由于鞭毛细长,所以将鞭毛加粗染色后观察。

【材料】

(1) 变形杆菌(血琼脂平板培养 6~8h)。

(2) 染液

A 液:20% 钾明矾(加温溶解)20ml,5% 苯酚(石炭酸)溶液 50ml,20% 鞣酸(加温溶解)20ml;

B 液:复红乙醇饱和溶液。

取 A 液 9 份和 B 液 1 份混合后立即过滤，滤纸放置 6h 后，使用最佳。

【方法】

（1）细菌标本制备：取变形杆菌血琼脂培养物，仔细从菌膜伸展最远处挑取菌少许，轻轻放入盛有 3 ~ 4ml 蒸馏水的小平皿液面上，令菌自由分散，浮在液体表面，置 37℃ 25 ~ 30min。

（2）涂片：用接种环在上述液面轻轻挑取一环菌液，放在高度洁净无油脂玻片上，涂时切勿研磨，接种环随水滴移动，以免鞭毛脱落。

（3）染色：玻片自然干燥，勿用火焰固定，加染液染 1 ~ 2min，吸干，镜检。

【结果】　鞭毛呈淡红色，菌体呈红色。

芽孢染色法

【原理】　芽孢具有厚而致密的壁，透性低，不易着色，一旦着色又难以脱色。因此，芽孢染色时，采用着色力强的染料，并且加热促进标本着色，然后使菌体脱色，而芽孢上的染料仍保留，复染后菌体与芽孢呈不同的颜色。

【材料】

（1）破伤风梭菌：48 ~ 72h 培养物。

（2）苯酚复红染液。

（3）碱性亚甲蓝染液。

（4）95% 乙醇溶液。

【方法】

（1）按常规方法涂片，干燥，固定。

（2）滴加苯酚复红，微火加热至染料冒蒸汽（勿煮沸）开始计时，维持 5min。加热过程中要随时添加染液，防止标本片干涸。

（3）待玻片冷却后，用水冲洗。

（4）滴加碱性亚甲蓝液复染 30s，水洗，吸干，镜检。

【结果】　芽孢呈红色，菌体呈蓝色。

阿尔伯特染色法（Albert’s 染色法）

阿尔伯特染色法主要用来显示白喉棒状杆菌的异染颗粒。

【材料】

（1）白喉棒状杆菌吕氏血清斜面 12 ~ 18h 培养物。

（2）阿尔伯特染液。

1）甲液：甲苯胺蓝 0.15g，孔雀绿 0.2g，冰乙酸 1ml，95% 乙醇溶液 2ml，蒸馏水 1000ml。将各染料先溶于 95% 乙醇溶液，然后加水并与冰乙酸充分混匀，静置 24h，过滤后备用。

2）乙液：碘 2g，碘化钾 3g，蒸馏水 300ml。将碘与碘化钾用少许蒸馏水完全溶解后，再加蒸馏水至 300ml。

【方法】

（1）自斜面取白喉棒状杆菌培养物作涂片，干燥及固定。

（2）染色：加阿尔伯特甲液，染色 5min 后水洗，再加乙液染色 1min，水洗，干后镜检。

【结果】　白喉棒状杆菌细长，排列不规则，可呈“V”、“L”字形或栅栏状。菌体呈蓝色，异染颗粒呈蓝色。

实验二　细菌的培养

一、常用培养基的制备

【原理】 培养基是根据微生物生长繁殖时对营养物质的需要配制而成的,其基本成分有碳源、氮源、无机盐、生长因子、水等。常用培养基根据其用途可分为五种:基础培养基、营养培养基、选择培养基、鉴别培养基、厌氧培养基。基础培养基含有一般细菌生长繁殖所需要的基本营养物质;营养培养基中加入糖、血清、酵母浸膏、生长因子等,适合营养要求高的细菌生长;鉴别培养基含有特定的作用底物;选择培养基中加入抑制某菌生长的物质,而对其有抵抗力的细菌可以生长,如肠道致病菌选择培养基:SS 培养基;厌氧培养基,如庖肉培养基,用于专性厌氧菌的培养。

常用培养基按物理状态可分为三种:液体、固体、半固体培养基。固体平板可用于划线分离、菌落计数和分离纯化。固体斜面可用于纯培养增菌、保存菌种。半固体培养基可用于观察穿刺线、保存菌种。

【材料】 牛肉膏、蛋白胨、氯化钠、琼脂。

【方法】

1. 液体基础培养基

牛肉膏　0.3g

蛋白胨　1g

氯化钠　0.5g

蒸馏水　100ml

加热溶解以上成分,冷至40~50℃,调 pH 至7.4~7.6,煮沸3~5min,补足水分,过滤、分装、高压灭菌。

2. 半固体基础培养基　在液体基础培养基100ml 中加琼脂0.2~0.5g,加热至100℃使琼脂熔化,分装试管,高压灭菌。取出后直立放置至琼脂凝固。

3. 固体基础培养基　在液体基础培养基100ml 中加琼脂2~3g,加热至100℃使琼脂熔化,分装于试管或三角烧瓶中,高压灭菌。取出后趁热将试管倾斜一定角度放置,琼脂凝固后即成普通琼脂斜面;将三角烧瓶中培养基倾注于灭菌平皿内,培养基厚度0.5~1cm。凝固后即成琼脂平板基础培养基。

二、细菌的接种技术

根据不同培养目的,选择不同培养基,采用不同的接种方法。细菌的接种技术是微生物学的基本技术。接种时需严格无菌操作,既要避免杂菌从外界进入培养基,同时也要防止菌种污染环境。

(一) 分离培养接种法

【原理】 多种细菌混杂时,欲分离某一种菌,可采用平板划线分离方法,将混杂的细菌分离。经过培养,单个细菌能形成菌落,挑取单个菌落可获得纯菌种。

【材料】

(1) 金黄色葡萄球菌和大肠埃希菌的斜面培养试管。

(2) 琼脂平板基础培养基。

【方法】

平板划线接种法

(1) 左手持菌种管下端,右手持接种环烧灼灭菌。

(2) 以右手的手掌、小指、环指夹住试管帽(或棉塞),在火焰旁取下,并将管口通过火焰3次以灭菌。

(3) 用已烧灼过的接种环挑取菌种管中的细菌,取完后,管口通过火焰,盖上试管帽,放回试管架。左手持琼脂平板,在火焰旁打开,平皿盖半开约45°角,将接种环上的细菌在平板的一侧边缘涂开。

(4) 烧灼接种环,冷却后分离划线。接种环与平板成30°~40°角,轻触平板,以腕力轻快地滑移接种环,作连续划线或分区划线,划线要密但不能重复,到达平板边缘。分区划线时,每划一区后烧灼接种环,灭掉残菌,再划下一区。

(5) 划线完毕,盖好平皿,烧灼接种环灭菌。参见图1-2-3。

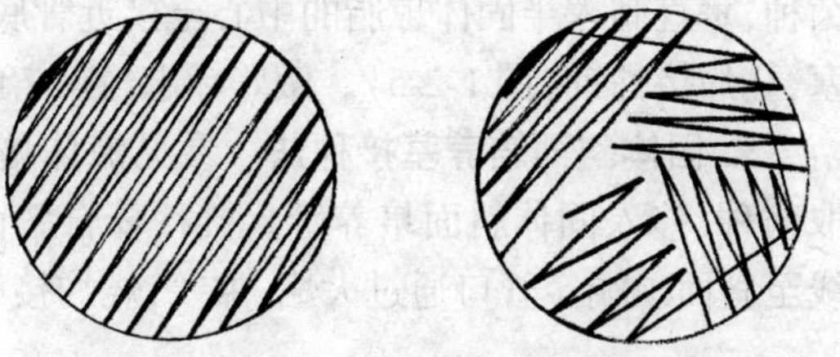

图1-2-3　平板划线接种法

(6) 做好标志,置37℃培养箱,倒置培养。

【注意事项】

(1) 不要说话,严格无菌操作。

(2) 灼烧后接种环要冷却。

(3) 划线时用腕力,不要使接种环嵌入琼脂。

(4) 各个分区要分明。

(5) 倒置培养,防止细菌被水冲散。

平板涂布接种法和倾注培养法

平板涂布接种法和倾注培养法主要应用于液体标本(如水样、乳汁、尿液等,或者由固体标本制成的悬液及溶液)中细菌的分离培养及菌落计数。平板涂布接种法用无菌吸管取0.2ml液体标本或稀释液,接种到平板培养基表面,再用无菌玻璃刮棒均匀涂布,倒置于37℃培养;而倾注培养法则是取液体标本或稀释液1ml,置于无菌平皿内,倾入已融化并冷却至50℃左右的培养基,立即混匀待凝固后倒置于37℃培养。当液体标本或稀释液细菌浓度适当时,平板培养基上(内)的菌体间保持一定距离,经过培养单个细菌能形成单菌落。

平板涂布接种法具体实验程序见“实验三　细菌菌落计数”。

(二) 纯培养接种法

【原理】 将琼脂平板培养基或斜面培养基中的单菌落转移到液体培养基、半固体培养基和固体斜面培养基中,获得此细菌的纯培养。

【材料】 金黄色葡萄球菌和大肠埃希菌的斜面培养试管。

液体培养基、半固体培养基和固体斜面培养基。

【方法】

1. 液体培养基接种法

(1) 左手持菌种管及培养管下端,管口平齐,右手持接种环烧灼灭菌。

(2) 以右手的手掌、小指、环指夹住试管帽(或棉塞),在火焰旁取下,并将管口通过火焰 3 次以灭菌。

(3) 用已烧灼过的接种环挑取菌种管中的细菌,移入液体培养基中。接种时,将带菌的接种环在接近液面的管壁上轻轻研磨,使细菌混合于培养基中。

(4) 管口通过火焰,加塞,烧灼接种环灭菌。参见图 1-2-4。

(5) 做好标志,置 37℃培养箱培养。

注意事项:开塞的管口应始终在火焰附近。

2. 半固体培养基接种法 参见液体培养基接种法握持试管,烧灼接种针,冷却后挑取菌种,垂直刺入半固体琼脂的中心至接近管底处,然后沿原穿刺线退出。管口通过火焰,加塞,烧灼接种针(图 1-2-5)。做好标志,置 37℃培养箱培养。

3. 固体斜面培养基接种法 参见液体培养基接种法握持试管,烧灼接种环,冷却后挑取菌种,移入固体斜面培养管。接种环自斜面底部向上划一条线,然后自底部连续蜿蜒划线至斜面顶端。管口通过火焰,加塞,烧灼接种环灭菌(图 1-2-6)。做好标志,置 37℃培养。

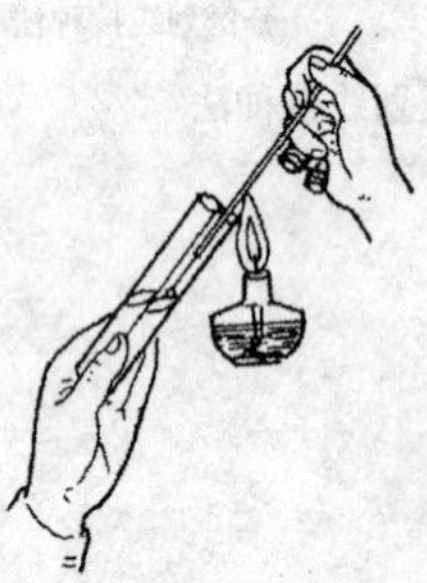

图 1-2-4 液体培养基接种法

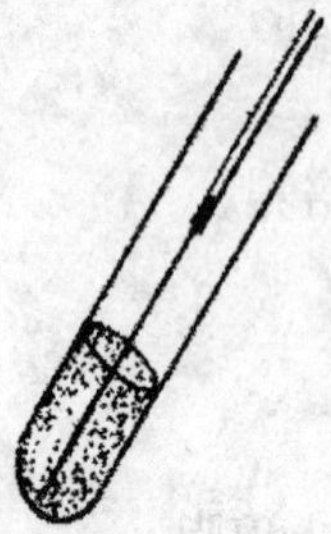

图 1-2-5 半固体培养基接

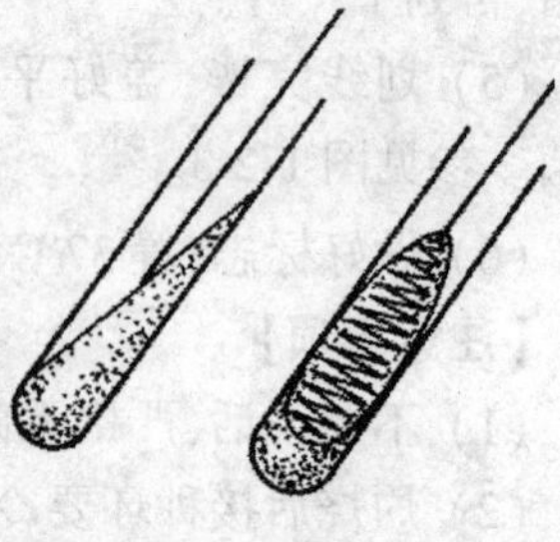

图 1-2-6 固体斜面培养基接种示意图

三、细菌的培养方法

根据培养细菌的目的和培养物的特性,培养方法分为一般培养法、二氧化碳培养法和厌氧培养法三种。培养温度需要根据细菌生长温度设定,病原菌一般为 37℃。

(一) 一般培养法

将接种过的培养基置 37℃培养箱内培养 18 ~24h,多数需氧菌和兼性厌氧菌即可于培养基上长出菌落(如葡萄球菌和大肠埃希菌)。少数生长缓慢的细菌,需培养 3 ~7 天甚至 1 个月才能长出明显菌落(如结核分枝杆菌)。

(二) 二氧化碳培养法

某些细菌,如牛布氏菌和淋病奈瑟菌等需要在含有 5% ~10% 二氧化碳的空气中才能生长,尤其是初代分离培养要求更为严格。将已接种的培养基置于二氧化碳环境中进行培养的方法即二氧化碳培养法,常用方法有以下几种:

1. 二氧化碳培养箱　可将已接种的培养基直接放入箱内孵育，即可获得二氧化碳环境。

2. 烛缸法　将已接种的培养基，置于容量为2000ml的磨口标本缸或干燥器内。缸盖或缸口处均需涂以凡士林，然后点燃蜡烛直立置入缸中，密封缸盖。待蜡烛自行熄灭时，容器内含5%～10%的CO_2，容器置37℃培养。

3. 重碳酸钠-盐酸法　每升容积的容器内，重碳酸钠与盐酸按0.4g与3.5ml的比例，分别将两种药各置一器皿内（如平皿内），连同器皿置于标本缸或干燥器内，盖严后使容器倾斜，两种药品接触后即可产生二氧化碳。

（三）厌氧培养法

厌氧菌对氧敏感，在有氧时不能生长。要培养专性厌氧菌，必须创造一个无氧的环境。人工培养时，可利用物理学、化学或生物学方法去除培养基或培养环境中的氧气，或加入还原剂，降低其氧化还原电势。厌氧培养方法很多，可根据实验要求选用，下面介绍几种常用的方法。

庖肉培养法

【原理】　培养基中的肉渣含有不饱和脂肪酸及谷胱甘肽，能吸收培养基中的氧，降低其氧化还原电势。若在其液面覆盖一层灭菌的凡士林，除可隔绝空气中游离氧继续进入培养基外，尚可借凡士林的上移与否，指示该菌是否产气。

【方法】

（1）将庖肉培养基在水浴液中煮沸10min，冷却。

（2）接种厌氧菌于庖肉培养基内。

（3）于培养基液面上加灭菌的石蜡或熔化的凡士林1～2ml，隔绝空气。37℃培养24～48h后，观察厌氧菌生长情况。

焦性没食子酸法

【原理】　焦性没食子酸加碱性溶液能迅速而大量地吸收氧，生成深棕色的焦性没食子橙，是有效的化学除氧方法。它能在任何密闭容器内迅速造成厌氧环境。

【方法】

（1）接种厌氧菌于血琼脂平板上。

（2）取方形玻璃板一块，中央粘放纱布或棉花一片，其上加焦性没食子酸0.2g及10% NaOH溶液0.5ml。

（3）迅速去皿盖，将培养皿倒盖于玻璃板上，周围用熔化的石蜡或胶泥密封。置37℃培养24～48h后观察厌氧菌生长情况。

气袋法

【原理】　将接种好的平板装入塑料气袋中，密封气袋，袋内有化学药品，能去除袋内的氧气。

【方法】

（1）无毒透明但不透气的塑料袋内装产生H_2和CO_2的发生管各1支，还原剂亚甲蓝指示管1支及钯粒若干。

（2）将已接种标本的平板装入袋中（可放1～2个），密封气袋。

（3）折断袋内的气体（H_2和CO_2）发生管，30s后再折断无色亚甲蓝指示管。如亚甲蓝管仍不变蓝色,即表示袋内已处无氧状态。

(4) 将塑料袋置37℃培养24~48h后观察厌氧菌生长情况。

厌氧缸法

【原理】 将接种了标本的培养基置于特别的厌氧缸内,用抽气换气法抽出缸内的空气,冲入氮气,再用催化剂去除残余的氧气。

【方法】

(1) 将已接种厌氧菌的平板或试管置于带有活塞的密封缸内。缸内同时放有冷触媒钯10~20粒及已煮沸去氧的亚甲蓝指示剂一管。

(2) 用真空泵通过活塞抽去缸内的气体冲入 N_2,反复2次,再灌入80% N_2、10% CO_2 和10% H_2 的混合气体。

(3) 置密封缸于37℃培养24~48h后观察厌氧菌生长情况。

厌氧手套箱

【原理】 用透明硬塑料制成密闭的厌氧手套箱,箱内用抽气换气法保持厌氧状态。整个培养过程,包括培养基制作、标本接种、孵育培养、检查观察,均通过箱上安装的橡皮手套在箱内操作,使培养物始终处于无氧环境中,不与空气接触。此法分离厌氧菌效果最佳,但需有特制设备。

【方法】 现以美国Forma公司的1024型厌氧培养系统为例介绍如下:

(1) 关闭内门后开启外侧门,将培养基及标本等物品放入传递箱内,随即关上外门。

(2) 按下循环起始钮,真空泵即开始运转,排气减压冲入 N_2,反复2次。

(3) 通过手套箱打开内门,混合气体即流入传递箱,直至箱内压力和大气压相等。

(4) 当厌氧状态指示灯亮时,将培养物移入操作箱内,关闭内门。

(5) 在厌氧环境操作箱内,将标本接种于培养基上,送入恒温箱中培养。手套箱中的混合气体是由气瓶直接供给,通过该箱中的钯催化剂可以除去剩余的氧,达到高度的厌氧状态。

【注意事项】

(1) 为使培养箱内保持一定湿度,可在其内放置一杯水。

(2) 培养时间较长的培养基,接种后应将试管口塞棉塞后用石蜡凡士林封固,以防培养基干裂。

四、细菌各种生长现象的观察

【原理】

1. 固体培养基 把细菌划线接种于固体培养基表面,则细菌可因划线而分散,经一定时间孵育后,可在培养基表面出现肉眼可见的孤立的细菌集团,称为菌落(colony)。每一菌落通常是由一个细菌不断分裂增殖堆积而成的细菌纯种。各种细菌菌落的形态、大小、色泽、表面光滑或粗糙、湿润或干燥、边缘是否整齐以及透明度、黏稠度等方面都各具特点;如果接种到血平板上,有的致病菌还会在菌落周围产生完全或不完全的溶血现象,这些都有助于细菌的识别和鉴定。

2. 半固体培养基 动力阴性(无鞭毛)的细菌在半固体培养基中生长,只能沿着接种线生长,因此生长线清晰;动力阳性(有鞭毛)的细菌在半固体培养基中生长,可扩散生长,因此生长线模糊,呈羽毛状。

3. 液体培养基 多数细菌在液体培养基内,可大量繁殖,使澄清的培养基呈现均匀混浊状态,如大肠埃希菌。少数细菌生长繁殖后形成絮状沉淀,如乙型溶血性链球菌。专性需氧菌在液体培养基中可在液面形成菌膜,如枯草杆菌。

【材料】

(1) 固体基础培养基、血琼脂培养基、半固体培养基、液体培养基。

(2) 葡萄球菌、大肠埃希菌、甲型溶血性链球菌、乙型溶血性链球菌、枯草杆菌。

【方法】

(1) 将葡萄球菌、大肠埃希菌接种于固体基础培养基,将甲型溶血性链球菌、乙型溶血性链球菌接种于血琼脂平板,37℃培养24h。观察生长现象。

(2) 将葡萄球菌、大肠埃希菌接种于半固体基础培养基,37℃培养24h。观察生长现象。

(3) 将大肠埃希菌、乙型溶血性链球菌、枯草杆菌分别接种于液体培养基,37℃培养24h。观察生长现象。

【结果】

(1) 葡萄球菌、大肠埃希菌、甲型溶血性链球菌、乙型溶血性链球菌在固体平板上可形成单个菌落,记录其菌落特征。

(2) 葡萄球菌在半固体基础培养基中生长,穿刺线明显,无扩散生长现象。大肠埃希菌在半固体基础培养基培养基中生长,穿刺线不明显,有扩散生长现象。

(3) 大肠埃希菌在液体培养基中生长呈现均匀混浊状态、乙型溶血性链球菌在液体培养基中生长形成絮状沉淀、枯草杆菌在液体培养基中生长在液面形成菌膜。

实验三　细菌菌落计数

【原理】 菌落是指细菌在固体培养基上生长繁殖而形成的能被肉眼识别的细菌集落。将样品稀释到一定程度,其中的细菌充分分散成单个细胞,培养接种平板,在一定培养条件下,每个能够生长繁殖的细菌细胞都可以在平板上形成一个可见的菌落。样品中的活菌含量常用“菌落形成单位(colony forming units,CFU)”表示。CFU/ml指的是在一定条件下(如需氧情况、营养条件、pH、培养温度和时间等),每毫升待检样品中所生长出来的细菌菌落总数。

【材料】

(1) 生理盐水:氯化钠8.5g,蒸馏水1000ml,溶解后,分装到试管内,每管10ml,121℃,20min高压灭菌。

(2) 营养琼脂:含蛋白胨10g,牛肉膏3g,氯化钠5g,琼脂10~20g,蒸馏水至1000ml。将上述成分混合后,加热溶解,调整pH为7.4~7.6,分装于玻璃容器中(如用国产含杂质较多的琼脂时,应先过滤),经121℃灭菌20min,储存于冷暗处备用。

(3) 高压蒸汽灭菌器、培养箱。

(4) 放大镜或菌落计数器。

(5) 灭菌试管、平皿(直径9cm)、玻璃刮棒、刻度吸管等。

(6) 待检样品。

【方法】

(1) 以无菌操作方法用灭菌吸管吸取0.9ml 生理盐水,分别加入6支灭菌试管中。

(2) 以无菌操作方法吸取0.1ml 充分混匀的水样,注入盛有0.9ml 灭菌生理盐水的试管中,混匀成1∶10稀释液。

(3) 吸取1∶10的待检样品稀释液0.1ml 注入盛有0.9ml 灭菌生理盐水的试管中,混匀成1∶100稀释液。按同法依次稀释成1∶1000,1∶10000稀释液等备用。如此递增稀释一次,必须更换一支1ml 灭菌吸管。

(4) 用灭菌吸管取2~3个适宜稀释度的稀释菌0.2ml,分别注入灭菌平皿内,用玻璃刮棒涂布均匀后,置37℃,培养24~48h。

【结果】

(1) 做平皿菌落计数时,可用眼睛直接观察,必要时用放大镜检查,以防遗漏。

(2) 在记下各平皿的菌落数后,应求出同稀释度的平均菌落数,供下一步计算时应用。

(3) 按下列公式,计算细菌总数(CFUs/ml)值。

细菌总数(CFUs/ml)=某一稀释度的平均菌落数×10×稀释度

【注意事项】

(1) 做平皿菌落计数时,可用肉眼直接观察,必要时用放大镜检查以防遗漏,在记下各平皿的菌落数后,求出同一稀释度各平皿(一般3~4块)生长的平均菌落数。

(2) 一般选取菌落数在30~300之间的平板进行计数,过多或过少均不准确。

1) 若只有一个稀释度的平均菌落数符合此范围时,则将该菌落数乘以稀释倍数报告之。

2) 若有两个稀释度,其生长的菌落数均在30~300之间,则视二者之比值来决定,若其比值小于2,应报告两者的平均数。若大于2,则报告其中稀释度较小的菌落总数。若等于2,亦报告其中稀释度较小的菌落数。

3) 若所有稀释度的平均菌落数均大于300,则应按稀释度最高的平均菌落数乘以稀释倍数报告之。

4) 若所有稀释度的平均菌落数均小于30,则应以按稀释度最低的平均菌落数乘以稀释倍数报告之。

5) 若所有稀释度的平均菌落数均不在30~300之间,则应以最接近30或300的平均菌落数乘以稀释倍数报告之。

6) 若所有稀释度的均无菌落生长,则以1乘以稀释倍数报告之。

(3) 为了防止菌落蔓延,影响计数,可在培养基中加入0.001% 2,3,5-氯化三苯基四氮唑(TTC)。

(4) 本法限用于形成菌落的微生物。

【讨论】

(1) 简述如何用平板菌落计数法计算细菌总数(CFUs/ml)。

(2) 简述平板菌落计数法的原理。

实验四 细菌的生理

细菌的代谢产物检测——生化实验

不同的细菌所具有的酶系统不同,对营养物质的利用能力也就不同。应用生化方法能检测细菌的代谢产物，可据此鉴定、鉴别细菌。

(一) 糖发酵实验

【原理】 不同细菌含有不同的糖分解酶系，对糖的分解能力不同，其分解产物也不同。有的细菌分解某些糖产酸、产气，有的只产酸不产气，有的细菌对某些糖不分解，借此可鉴别细菌。

【材料】

(1) 大肠埃希菌斜面培养物、伤寒沙门菌。

(2) 葡萄糖发酵管、乳糖发酵管(含糖1%)，内装柱式倒置小管，溴甲酚紫为指示剂。

【方法】

(1) 大肠埃希菌、伤寒沙门菌各接种1支葡萄糖发酵管和1支乳糖发酵管。

(2) 置37℃培养24h。

【结果】 单糖发酵管原紫色未变时，说明细菌不分解该糖，以符号“-”表示；当培养基中指示剂由紫色变成黄色时，说明细菌分解该糖产酸，以“+”表示；当培养基不仅变黄而且倒置小管中有气泡产生时，表明该细菌分解这种糖产酸又产气，以“⊕”表示，结果如下：

	葡萄糖	乳糖
大肠埃希菌	⊕	⊕
伤寒沙门菌	+	-

(二) V-P 试验(Voges-Proskauer test)

【原理】 某些细菌可分解葡萄糖产生丙酮酸，丙酮酸脱酸生成乙酰甲基甲醇，在碱性环境中被氧化为二乙酰，二乙酰再与培养基中精氨酸的胍基结合，生成红色化合物，即为V-P 试验阳性。

【材料】

(1) 大肠埃希菌，产气杆菌18～24h培养物。

(2) 葡萄糖蛋白胨水培养基。

(3) V-P 试剂。

【方法】

(1) 分别将大肠埃希菌，产气杆菌接种到葡萄糖蛋白胨水培养基中。

(2) 置37℃培养48h，取出后分别加入KOH 1ml 和α萘酚溶液1ml，摇匀，静置5～15min，观察结果。

【结果】 产气杆菌管出现红色为阳性，大肠埃希菌管呈无色为阴性。

(三) 甲基红试验

【原理】 某些细菌可分解葡萄糖产生丙酮酸，进而分解为甲酸、乙酸、乳酸等，使培养基pH降至4.5以下，加入甲基红指示剂呈红色，为阳性反应。若产酸量小或产酸进一步转化为醇、醛、酮、气体和水，培养基pH在6.2以上，加入甲基红指示剂呈黄色，为阴性反应。

【材料】

(1) 大肠埃希菌、产气杆菌18～24h培养物。

(2) 葡萄糖蛋白胨水培养基。

(3) 甲基红试剂。

【方法】

(1) 分别将大肠埃希菌、产气杆菌接种于葡萄糖蛋白胨水培养基。

(2) 置37℃培养1～2d,滴加甲基红试剂2滴,混匀观察。

【结果】 大肠埃希菌管呈红色为阳性反应,产气杆菌管呈黄色为阴性反应。

(四) 枸橼酸盐利用试验

【原理】 枸橼酸盐培养基中,枸橼酸盐为唯一的碳源,磷酸二氢铵为唯一的氮源。某些细菌可利用枸橼酸钠作为碳源,能在此培养基上生长,并且分解枸橼酸盐,最后产生碳酸盐,使指示剂溴麝香草酚蓝由绿色变为深蓝色,即枸橼酸盐利用试验阳性,无颜色变化为阴性。

【材料】

(1) 大肠埃希菌、产气杆菌18～24h培养物。

(2) 枸橼酸盐培养基:含枸橼酸钠、磷酸二氢铵、磷酸氢二钾、氯化钠、溴麝香草酚蓝等。

【方法】

(1) 分别将大肠埃希菌、产气杆菌接种到枸橼酸盐培养基中。

(2) 置37℃培养24h,观察结果。

【结果】 产气杆菌管呈蓝色为阳性反应,大肠埃希菌管呈绿色为阴性反应。

(五) 靛基质(吲哚)试验

【原理】 某些细菌有色氨酸酶,能分解蛋白胨中的色氨酸,产生无色靛基质(吲哚),当加入靛基质试剂(对二甲基氨基苯甲醛)后,形成红色化合物——玫瑰吲哚,为阳性反应。

【材料】

(1) 大肠埃希菌、产气杆菌18～24h培养物。

(2) 蛋白胨水培养基。

(3) 吲哚试剂(对二甲基氨基苯甲醛)。

【方法】

(1) 分别将大肠埃希菌、产气杆菌接种到蛋白胨水培养基中。

(2) 置37℃培养48h,每管沿管壁加吲哚试剂2～3滴,使试剂浮于培养物表面,即可观察结果。

【结果】 大肠埃希菌管中两液面交界处出现玫瑰红色吲哚为阳性反应,产气杆菌管中无变化为阴性反应。

(六) 硫化氢产生试验

【原理】 某些细菌能分解含硫氨基酸(胱氨酸、半胱氨酸)产生硫化氢。硫化氢与培养基中的铁盐或铅盐结合生成硫化亚铁或硫化铅,呈黑色沉淀物。

【材料】

(1) 大肠埃希菌、变形杆菌18～24h培养物。

(2) 乙酸铅培养基。

【方法】

(1) 分别将大肠埃希菌、变形杆菌穿刺接种于乙酸铅培养基。

(2) 置37℃培养24h,观察结果。

【结果】 变形杆菌沿穿刺线部位呈黑色为阳性结果，大肠埃希菌培养管中无黑色出现为阴性。

（七）尿素分解试验

【原理】 某些细菌具有尿素分解酶，能分解尿素产氨，使培养基碱性增强，酚红指示剂呈紫红色。

【材料】

(1) 变形杆菌、痢疾志贺菌 18～24h 培养物。

(2) 尿素培养基：含尿素、蛋白胨、氯化钠、酚红等。

【方法】

(1) 分别将变形杆菌、痢疾志贺菌接种于尿素培养基。

(2) 置 37℃ 培养 18～24h，观察结果。

【结果】 变形杆菌培养基呈红色为阳性反应，痢疾志贺菌培养基不变色为阴性反应。

实验五　物理、化学及生物因素对细菌的影响

一、物理因素对细菌的影响

（一）常用灭菌仪器

1. 高压蒸汽灭菌器 高压蒸汽灭菌器是一个密闭、耐高压的蒸锅。灭菌的温度取决于蒸汽的压力，在 101.325kPa（一个大气压）下，蒸汽的温度是 100℃。如果蒸汽被限制在密闭的容器中，随着压力升高，蒸汽的温度也相应升高。在 103.4kPa（1.05kg/cm^2）蒸汽压下，温度达到 121.3℃，维持 15～20min，可杀灭包括细菌芽孢在内的所有微生物。

高压蒸汽灭菌法常用于一般培养基、生理盐水、手术敷料等耐高温、耐湿物品的灭菌。但是有一些培养基在 121℃ 处理时会损坏其中的成分，所以这类培养基必须在较低的压力和温度下灭菌。

高压灭菌器的压力和相应温度见表 1-2-1，根据表 1-2-1 可以选择适宜的温度和压力来进行灭菌操作。

表 1-2-1　蒸汽压力与温度的关系

蒸汽压力		温度（℃）
lbs/in^2	kg/cm^2	
5	0.3	108.4
8	0.6	112.6
10	0.7	115.2
15	1.1	121.3
20	1.5	126.0
25	1.8	130.4
30	2.2	134.5

2. 流通蒸汽灭菌器 流通蒸汽灭菌器利用反复多次的流动蒸汽间歇加热以达到灭菌的目的。将需灭菌物质置于流通蒸汽灭菌器内，100℃ 加热 15～30min，杀死其中的繁殖体，但尚有残存的芽孢。取出后放 37℃ 孵箱过夜，使芽孢发育成繁殖体，次日再蒸一次。如此连续 3 次以上，可达到灭菌的效果。

此法适用于一些不耐高热的含糖、牛奶等的培养基。

3. 干热灭菌器 干热灭菌器是一种内有电炉丝、表面有温度调节器的方形金属箱。干热灭菌一般加热至 160～180℃，时间 2h。适用于高温下不变质、不损坏、不蒸发的物品，如玻璃器皿、瓷器、玻璃注射器、液状石蜡等的灭菌。也可用于破坏内毒素和热原质。

(二) 滤菌器

滤菌器是利用物理阻留的方法除去液体或空气中的细菌,达到无菌目的的器具。常用的滤菌器有硝酸纤维素膜滤菌器、玻璃滤菌器、石棉滤菌器、素陶瓷滤菌器等。滤菌器中含有微细小孔,只允许液体或气体通过,而大于孔径的细菌等颗粒不能通过。滤过法主要用于一些不耐高温灭菌的血清、酶制剂、抗生素以及空气等的除菌(但不能除去更小的病毒、支原体和有些 L 型细菌)。

(三) 紫外线杀菌试验

【原理】 波长 240 ~ 300nm 的紫外线具有杀菌作用,其中以 260 ~ 266nm 最强。紫外线主要作用于 DNA,使一条 DNA 链上两个相邻的胸腺嘧啶以共价键结合,形成二聚体,破坏 DNA 的构型,干扰其正常碱基的配对,而导致细菌的死亡。紫外线杀菌力虽强,但穿透力较弱,如普通玻璃、纸张等均可阻挡紫外线。故该消毒法仅用于室内空气及物体表面的消毒。另外,杀菌波长的紫外线对人体皮肤、眼睛等部位有损伤作用,故使用时注意防护。

【材料】

(1) 18 ~ 24h 的金黄色葡萄球菌的纯培养斜面。

(2) 营养琼脂平板。

(3) 紫外线灯。

(4) 无菌"H"形黑纸片。

【步骤】

(1) 在斜面上取较多量的金黄色葡萄球菌,在营养琼脂平板上密集划线,使菌种均匀密集地分布在平板上。

(2) 将镊子经火焰灭菌后,夹取"H"形黑纸片贴放在接种后的琼脂平板上。

(3) 将平板敞盖后,置于紫外灯下 40 ~ 60cm 处,照射 1h 左右。

(4) 将黑纸片揭去,盖好平皿盖,放 37℃孵箱,倒置培养 24h。

(5) 观察结果。

【结果】 未经纸片遮挡的表面无细菌生长或仅有少量细菌生长,而贴有纸片的部位则长出大量的细菌,形成"H"形菌苔。

二、化学因素对细菌的影响

(一) 纸碟法检测化学消毒剂的杀菌作用

【原理】 化学消毒剂的种类较多,其杀菌机制也因种类不同而异。它主要通过使菌体蛋白变性沉淀或凝固,改变细胞壁或细胞膜的通透性,干扰细菌的代谢等方式,使其失去生物学功能而导致死亡。

【材料】

(1) 葡萄球菌、大肠埃希菌 18 ~ 24h 纯培养斜面。

(2) 普通琼脂平板。

(3) 2% 甲紫溶液、2.5% 碘酒、0.05% 氯已定溶液、0.1% 苯扎溴铵溶液。

(4) 无菌滤纸片(直径为 6mm)。

【方法】

(1) 用接种环分别取葡萄球菌及大肠埃希菌密集而均匀地涂布在两个琼脂平板上，并用蜡笔在平板的底部划分四个区域，分别标记所用消毒剂的名称。

(2) 用灭菌的镊子夹取纸片分别浸于上述四种消毒剂中，每种消毒剂浸两片(若蘸取的过多，可用滤纸将多余的吸去)，将其分别贴在两平板内相应的区域。

(3) 37℃孵育24h，测量其纸片周围抑菌圈直径的大小。

【结果】　在带有消毒剂纸片的周围出现抑菌圈，其直径的大小表示该消毒剂杀菌作用的强弱。纸碟法检测化学消毒剂杀菌作用的实验结果示意图见图1-2-7。

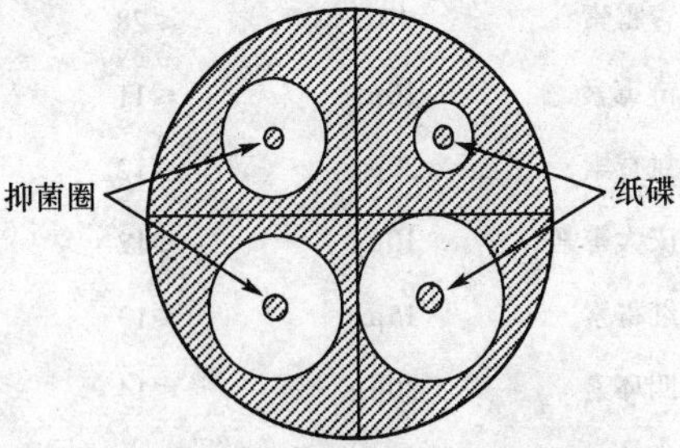

图1-2-7　纸碟法检测化学消毒剂杀菌作用的实验结果示意图

(二) 抗菌药物对细菌的抑制试验

【原理】　细菌对抗菌药物的敏感试验(简称药敏试验)是体外测定细菌对临床抗菌药物的敏感性的试验，细菌对抗菌药物的敏感试验不属于病因诊断范畴，但在分离出病原菌和鉴定后，对指导临床选择用药、及时治疗和控制耐药菌感染有重要意义。抗生素的抗菌机制主要是影响细胞壁的合成、损伤细胞膜的结构、抑制核酸和蛋白质合成等。不同的菌种或菌株，对同一药物的敏感性不同；同一菌种或菌株，对不同的药物的敏感性亦不同。

现将药敏试验中所用的专用名词解释如下：

1. 敏感(sensitive)　指被测菌株所引起的感染可以用常用剂量的某种抗菌药物治愈。

2. 中度敏感(moderate sensitive)　指通过提高某种抗菌药物的剂量或在该药物浓集的部位，细菌生长可被抑制，感染被治愈。

3. 中介度(intermediate)　这一范围是“缓冲域”，是由操作上的误差造成的，不作为报告形式。如确需明确该药的敏感度，需重复试验或做稀释法敏感试验。

4. 耐药(resistance)　指被测菌株所引起的感染不能用该抗菌药物治愈。

5. 最低抑菌浓度(minimal inhibitory concentration)　抗菌药物能够抑制细菌生长所需要的最低浓度。单位：μg/ml或U/ml。

6. 最低杀菌浓度(minimal bactericidal concentration)　抗菌药物杀灭细菌所需要的最低浓度。单位：μg/ml或U/ml。

在临床细菌实验室中，最常用的药敏试验方法是琼脂扩散法，此法仅适用于需氧及兼性厌氧菌。对厌氧菌或其他个别菌株的药敏试验，可以采用试管稀释法。

琼脂扩散法

【材料】

(1) 金黄色葡萄球菌、大肠埃希菌6～8h肉汤培养菌液。

(2) 普通琼脂平板，厚度4mm。

(3) 含抗生素的滤纸片，每片直径约为6.35mm，吸水量约20μl，采用Kirby-Bauer法纸片的药物含量必须与该法规定的一致，不得任意更改，见表1-2-2。

表 1-2-2　常用药敏试验纸片判断标准与相应的 MIC 近似值

抗菌药物	纸片含药量	抑菌圈直径(mm)				相应的 MIC(μg/ml)	
		耐药	中介度	中度敏感	敏感	耐药	敏感
青霉素	10U	≤28	—	—	≥29	≥0.2	≤0.1
链霉素	10μg	≤11	12~14	—	≥15	≥15	≤6
氯霉素	30μg	≤12	13~17	—	≥18	≥25	≤12.5
庆大霉素	10μg	≤12	13~14	—	≥15	≥8	≤4
红霉素	15μg	≤13	14~17	—	≥18	≥8	≤2
四环素	30μg	≤14	15~18	—	≥19	≥16	≤4
磺胺	1.25/23.75μg	≤10	11~15	—	≥16	≥8/152	≤2/38

注:MIC 为一种药物的最低抑菌浓度(minimal inhibitory concentration)

【方法】

(1) 将金黄色葡萄球菌、大肠埃希菌分别接种于琼脂平板上(用密集划线法或用无菌棉签均匀涂布)。

(2) 用蜡笔在平皿底面将其分为 4 个区域,分别标记抗生素的名称。

(3) 用灭菌后的镊子夹取各种抗生素滤纸片,平放至培养基表面的相应位置。

(4) 置 37℃培养 24h,测量滤纸片周围的抑菌圈的直径。

【结果】 在抗生素滤纸片周围可见抑菌圈,其直径大小与该菌对抗生素的敏感度有关,敏感度标准见表 1-2-2。

试管稀释法

【材料】

(1) 金黄色葡萄球菌 6h 肉汤培养菌液,浓度为 9 亿个/ml,用肉汤 1∶1000 稀释。

(2) 青霉素原液 100U/ml。

(3) 无菌小试管 10 支。

(4) 肉汤培养基。

【方法】

(1) 按表 1-2-3 所示稀释青霉素原液。

(2) 每管加入稀释菌液 0.05ml。

(3) 混匀,置 37℃培养 18~24h,观察细胞生长情况。

【结果】 药物最高稀释度管中无细菌生长者,该管的药物浓度即为该菌对该药物的敏感度,敏感度的参考标准见表 1-2-3。

表 1-2-3　试管稀释法测定细菌对青霉素敏感度的试验步骤

管号	1	2	3	4	5	6	7	8	9	10(对照)
肉汤(ml)	1.9	1.0	1.0	1.0	1.0	1.0	1.0	1.0	1.0	1.0
青霉素原液(ml)	0.1 →	1.0 →	1.0 →	1.0 →	1.0 →	1.0 →	1.0 →	1.0 →	1.0 →	1.0(弃去)
青霉素浓度(U/ml)	5	2.5	1.25	0.63	0.31	0.16	0.08	0.04	0.02	0
稀释菌液(ml)	0.05	0.05	0.05	0.05	0.05	0.05	0.05	0.05	0.05	0.05

三、生物因素对细菌的影响——噬菌体的噬菌作用

【原理】 噬菌体是一种寄生于细菌体内的病毒，有严格的宿主特异性，当噬菌体感染其相应的细菌后，可在菌体内增生，使细菌裂解，释放出大量成熟的子代噬菌体，出现溶菌现象。

（一）噬菌体的溶菌作用

【材料】

（1）志贺福氏 3a 型菌、大肠埃希菌 8～12h 斜面培养物。

（2）志贺福氏 3a 型噬菌体。

（3）普通琼脂平板。

【方法】

（1）取琼脂平板一个，用蜡笔在平板的底面将其一分为二，并做标记。

（2）用密集连续划线的方法，将志贺福氏 3a 型菌、大肠埃希菌分别均匀地涂布在两个区域内。

（3）用无菌吸管吸取志贺福氏 3a 型噬菌体分别在两个区域内各滴一滴，同时将平板稍作倾斜，使之顺势向下流动，形成一条带。

（4）置 37℃孵箱培养 24h 观察结果。

【结果】 在接种志贺福氏 3a 型噬菌体的区域内，出现一条带状空白区，称之为噬菌带。而其周围未受到噬菌体感染的细菌仍正常生长，在接种大肠埃希菌的区域内则无噬菌带现象出现。

（二）噬菌斑法定量测定噬菌体的效价

【材料】

（1）志贺福氏 3a 型菌 6～8h 肉汤培养物，志贺福氏 3a 型噬菌体。

（2）高层普通琼脂培养基、肉汤培养基。

（3）无菌平皿、吸管、华氏管。

【方法】

（1）取无菌平皿 6 个，分别倒入已熔化的普通培养基 5～10ml，静置待凝。

（2）取 10 支无菌华氏管，排列于试管架上，并编号，每管各加肉汤 0.9ml。

（3）将志贺福氏 3a 型噬菌体 0.1ml 加入第一管内，混匀后吸取 0.1ml 再加入第二管中，同法稀释至第 9 管，第 10 管不加噬菌体，作为对照管。

（4）自第 5 管至第 10 管各取 0.1ml 的噬菌体与 0.1ml 志贺福氏 3a 型菌液混合，分别加到已熔化并冷至 47～49℃的 4ml 琼脂中，迅速混匀后倒入平皿，制成双层的琼脂平板。

（5）37℃孵育 24h，观察结果。

【结果】 在比例合适的平板上，可见清楚的噬菌斑。选择噬菌斑在 30～300 个之间的琼脂平板计数。再按稀释倍数计算出每毫升噬菌体含量，取其平均值，即为噬菌体的效价。

【思考题】

（1）哪些物品、材料适用于高压蒸汽灭菌法？

（2）在紫外线杀菌实验中，接种细菌的琼脂平板为何要敞盖照射？

（3）噬菌体是如何感染、裂解细菌的？噬菌斑是如何形成的？

实验六　细菌的变异性实验

（一）细菌的鞭毛变异实验（H-O 变异）

【原理】　有鞭毛的变形杆菌在琼脂平板表面可形成特殊的迁徙生长现象，如果在其培养基中加入0.1%苯酚溶液，则细菌鞭毛的合成受到抑制，生长限于接种部位，不再弥散迁徙。

【材料】

（1）普通变形杆菌琼脂斜面18～24h培养物。

（2）普通琼脂平板和0.1%苯酚琼脂平板。

【方法】

（1）取变形杆菌培养物，分别点种于琼脂平板和0.1%苯酚琼脂平板（中央一点或均匀分散三点），切勿划开。

（2）37℃培养24h后，观察比较两种培养基上变形杆菌的生长情况。

【结果】　在普通琼脂平板上，变形杆菌呈迁徙生长。而在0.1%苯酚琼脂平板上，变形杆菌只在点种处生长。

（二）光滑型与粗糙型菌落变异（S-R 变异）

【原理】　在一定环境条件下细菌菌落可由光滑型（smooth，S）转变为粗糙型（rough，R），是为S-R变异。S-R变异是一种全面的变异，不仅菌落形态不同，其生化反应能力、抗原性及致病性往往也发生改变。

【材料】

（1）光滑型和粗糙型大肠埃希菌培养物。

（2）普通琼脂平板。

（3）5%苯酚溶液。

【方法】

（1）大肠埃希菌粗糙型的诱变：将5%苯酚溶液加于琼脂平板培养基中，使最终浓度为0.05%～0.1%。接种光滑型大肠埃希菌于平板上，37℃培养24h后，取单个菌落转种于另一含苯酚的琼脂平板，连续传5～6代即可变为粗糙型。

（2）分别挑取光滑型和粗糙型大肠埃希菌，划线接种于两个琼脂平板上。

（3）置37℃培养24h后，观察比较两型菌落特点。

【结果】　光滑型菌落：表面光滑、湿润，边缘整齐；粗糙型菌落、表面粗糙、干皱，边缘不整齐。

（三）细菌的L型变异

【原理】　细菌的L型是细胞壁不同程度缺损的细菌的总称。青霉素、补体等因素可影响细菌细胞壁的合成，使细菌变为L型。由于细胞壁的缺陷，L型有许多特性与原菌不同，如呈多形性、对渗透压敏感、革兰阳性菌可变为阴性、抗原性改变、菌落呈油煎蛋样、对抗生素的敏感性发生变化等。

【材料】

（1）金黄色葡萄球菌肉汤培养物。

（2）L型培养基：牛肉浸液800ml，蛋白胨20g，氯化钠50g，无菌灭活人血浆200ml，琼脂

8g，pH7.4，常规高压灭菌，倾注平板时加入人血浆。

(3) 苯唑西林钠药物滤片，每片含药量 40μg。

(4) 革兰染液和细胞壁染液。

【方法】

(1) 于 L 型培养基内均匀涂布 0.05ml 金黄色葡萄球菌肉汤培养物，用灭菌镊子取青霉素药片 1 片贴于平板中央，置 37℃培养。

(2) 低倍镜下逐日观察纸片周围抑菌圈内有无油煎蛋菌落出现。

(3) 取 L 型菌落和原菌（作对照）涂片，分别行革兰染色和细胞壁染色，油镜观察。

【结果】 抑菌圈内可有油煎蛋状小菌落，染色可见 L 型细菌呈多形性，包括圆球体、巨形体，甚至长丝体等，细胞有不同程度缺陷。

（四）细菌 R 质粒接合传递试验

【原理】 许多革兰阴性细菌如大肠埃希菌、变形杆菌、沙门菌、志贺菌等，带有可传递的耐药性质粒（R 因子），耐药性质粒可经细菌接合，由供体细胞传递给受体菌，使后者也获得相应的耐药性。

【材料】

(1) 耐氨苄西林的大肠埃希菌、对氨苄西林敏感的大肠埃希菌和福氏志贺菌。

(2) LB 液体培养基（见实验九）、含氨苄西林的 SS 平板（见第二篇实验一）。

【方法】

(1) 将耐氨苄西林的大肠埃希菌、对氨苄西林敏感的大肠埃希菌及福氏志贺菌分别接种于 LB 培养基中，37℃培养 10h。

(2) 将上述耐药大肠埃希菌与敏感福氏志贺菌、敏感大肠埃希菌与敏感福氏志贺菌分别以 1∶5 的比例混合，37℃培养 3h。

(3) 将耐药大肠埃希菌、敏感大肠埃希菌、敏感福氏志贺菌以及上述两种混合液分别接种于含氨苄西林的 SS 平板，37℃培养 24h。

【结果】 见表 1-2-4。

表 1-2-4　细菌 R 质粒结合传递实验结果

菌液	含氨苄西林 SS 平板	结论
耐药大肠埃希菌	较大的红色菌落	
敏感大肠埃希菌	无菌生长	
敏感福氏志贺菌	无菌生长	
耐药大肠埃希菌与敏感福氏志贺菌 1∶5 混合培养液	较大的红色菌落及无色透明菌落	R 质粒接合
敏感大肠埃希菌与敏感福氏志贺菌 1∶5 混合培养液	无菌生长	

(1) 挑取可疑菌落（无色透明菌落）接种于双糖铁培养基，37℃培养 24h，上层无变化，下层产酸不产气，无动力。

(2) 取上述双糖铁培养基（见第二篇融合实验　实验一）上的菌落与福氏志贺菌抗血清作玻片凝集，确定为福氏志贺菌，证明 R 质粒接合传递成功。

【思考题】

(1) 检查细菌的代谢产物有何实际意义？

(2) 了解细菌的变异有何实际意义?

实验七　细菌的致病性实验

一、破伤风外毒素的毒性作用和抗毒素的体内中和作用

【原理】 破伤风梭菌革兰染色呈阳性,严格厌氧。本菌可通过被污染的创口侵入机体,发芽繁殖,释放外毒素——神经毒素。毒素可选择性作用于运动神经元,阻断上下神经元之间抑制性冲动的正常传导,导致机体骨骼肌痉挛强直甚至死亡。外毒素对机体的毒性作用,可被相应抗毒素所中和。

【材料】

(1) 两只小白鼠:1 号和 2 号。

(2) 破伤风外毒素、1∶100 稀释的破伤风抗毒素。

(3) 无菌注射器(1ml)。

【方法】

(1) 给 1 号小鼠腹腔注射 0.5ml 破伤风抗毒素。

(2) 30min 后,分别给 1 号和 2 号小鼠一侧后腿肌内注射 0.2ml 破伤风内毒素。

(3) 观察两只小鼠发病情况。

【结果】 数小时(大约 7h)后,仅注射了破伤风毒素的 2 号小鼠肌肉痉挛强直,大约 12h 后死亡。事先注射了破伤风抗毒素的 1 号小鼠无症状,健康存活。

二、伤寒沙门菌内毒素的致病作用

【原理】 内毒素具有多种生物学活性,主要毒性作用有发热反应、循环障碍和休克等。将含内毒素的细菌培养物注入动物体内,可表现上述毒性。

【材料】

(1) 伤寒沙门菌 18～24h 培养物。

(2) 家兔、小白鼠。

(3) 体温表、无菌注射器。

【方法与结果】

1. 内毒素的致病作用

(1) 用 75% 乙醇溶液消毒体温表,并涂上少量凡士林,然后将体温表缓慢插入家兔肛门内(动作要轻,避免动物挣扎而影响体温)。

(2) 3min 后取出体温表,用干棉球擦去凡士林,立即观察并记录体温结果。

(3) 用无菌注射器吸取伤寒沙门菌冻融培养液 0.5～1ml 注入家兔耳静脉内(注射局部皮肤先消毒)。

(4) 注射后 30～60min,再分别测量家兔体温,观察体温是否升高。

2. 内毒素对血管作用

(1) 用无菌注射器吸取伤寒沙门菌冻融培养液 1ml 注入小白鼠尾静脉(注射局部皮肤先消毒)。

（2）注射后 7～8h 用颈椎脱位法致小白鼠死亡。

（3）解剖小白鼠，观察肠系膜血管、肾上腺、肝与脾有无充血、淤血及出血现象。

三、内毒素的测定与鲎试验

【原理】 鲎是海洋节肢动物，其血液中含有一种特殊的变形细胞（amoebocyte），该细胞中含有能被内毒素激活的 C 因子、B 因子、前凝固酶、可凝固蛋白。因此，内毒素可通过激活 C 因子、B 因子、前凝固酶，而使可凝固蛋白变成凝固蛋白（肉眼可见的凝胶），从而可以半定量及定量地测知内毒素含量。

鲎试验（limulus test）是目前检测内毒素最敏感的方法，可测出 0.01～1ng/ml 的微量内毒素，但无特异性。

【材料】

（1）鲎试剂。

（2）标准内毒素（国际统一为大肠埃希菌内毒素，含量为 0.1～1μg/ml）、蒸馏水。

（3）测试品、吸管。

【方法与结果】

（1）取鲎试剂一支，按说明加入定量的不含热原质的无菌蒸馏水使之溶解。

（2）取甲、乙两支小试管，各加入已溶解的试剂 0.1ml。

（3）于甲管内加入 0.1ml 标准内毒素。

（4）于乙管内加入 0.1ml 不含热原质的无菌蒸馏水做对照。

（5）轻轻摇匀后，置 37℃ 水浴 1h 后观察结果。甲管凝固为阳性，乙管不凝固则为阴性。

【思考题】 细菌的内毒素、外毒素对机体的致病作用有何不同？

实验八　结核分枝杆菌的培养及形态观察

结核分枝杆菌属分枝杆菌属，该属细菌是一群不能运动、不产芽孢、专性需氧、细长略弯曲的杆菌，生长繁殖时有分枝现象，抗酸染色阳性。

（一）结核分枝杆菌的培养方法

【原理】 结核杆菌最适生长温度为 37℃，最适 pH 为 6.5～6.8，营养要求较高，分离培养常用罗氏固体培养基。生长缓慢，需培养 3～4 周才出现可见菌落。

【材料】

（1）改良罗氏培养基。

（2）痰标本。

（3）4% 硫酸溶液或 2% 氢氧化钠溶液。

【方法】

1. 痰标本培养前处理

（1）酸处理法：痰标本加入 4% 硫酸溶液稀释 2～4 倍，置室温下 30min，期间振荡 2～3 次，使痰液化后即可接种。

（2）碱处理法：痰标本加入 2% 氢氧化钠溶液稀释 2～4 倍，置 37℃ 温箱内 30min，期间振荡 2 ~ 3 次,痰液化后即可接种。

2. 接种培养法 取上述处理过的痰液 0.1ml 均匀接种于改良罗氏培养基斜面,37℃孵育 3 ~ 4 周后观察菌落特点。

【结果】 菌落为乳白色或米黄色,表面粗糙呈颗粒状或菜花状。

(二) 结核分枝杆菌检验程序

采集尿、粪便、脑脊液、胸腹水等标本进行检验,按图 1-2-8 所示程序进行。

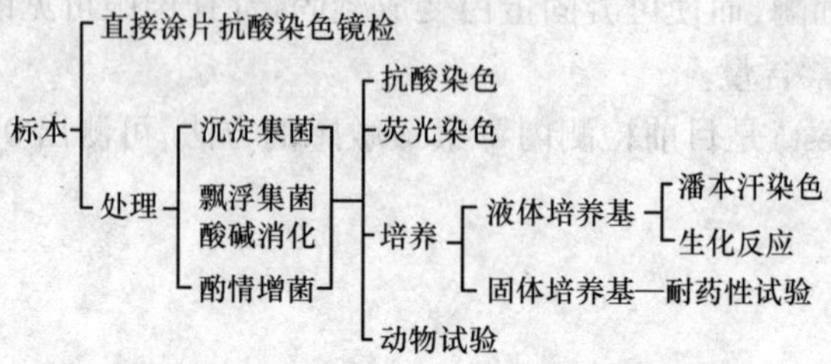

图 1-2-8 结核分枝杆菌检验程序

实验九 细菌质粒 DNA 的提取

细菌质粒 DNA 的抽提方法有很多,常用的有煮沸法、碱变性法、SDS 法等。其中以碱变性抽提法最为常用。

碱变性法提取质粒 DNA

【原理】 碱变性法提取质粒 DNA 是根据细菌染色体 DNA 和质粒 DNA 分子的大小、结构及变性与复性的差异而达到分离目的的一种质粒 DNA 提取方法。在碱性环境中,染色体 DNA 氢键断裂,双螺旋结构解开而变性;质粒 DNA 的大部分氢键也断裂,但是螺旋共价闭合环状的两条互补链不完全分离。当以 pH4.8 的高盐缓冲液调节 pH 至中性时,变性的质粒 DNA 可恢复原来的状态并保留在溶液中,但染色体 DNA 不能复性而形成缠绕的网状结构,通过离心,染色体 DNA 和蛋白质等一起沉淀而被除去,质粒 DNA 存在于上清中,用酚、氯仿抽提可进一步纯化。

【材料】

(1) 菌种:大肠埃希菌 JM109(带有 pBR322 质粒 DNA、Ampr、Tetr)。

(2) LB 培养基:蛋白胨 10g、酵母提取物 5g、氯化钠 10g,加蒸馏水至 1000ml。溶解后用 NaOH 调至 pH7.5,分装,高压灭菌。

(3) LA 培养基:在上述 LB 培养基中加入氨苄西林使其终浓度为 50μl/ml。

(4) STE:0.1mol/L NaCl、10mmol/L Tris-Cl(pH8.0)、1mmol/L(pH8.0)EDTA。

(5) 溶液Ⅰ:50 mmol/L 葡萄糖溶液、25 mmol/L Tris-Cl 溶液(pH8.0)、10 mmol/L (pH8.0)EDTA,溶解后 6.76×10^4Pa 高压灭菌 15min。

(6) 溶液Ⅱ(pH12.6)(新鲜配制):0.2mol/L NaOH 溶液、1% SDS 溶液。

(7) 溶液Ⅲ(pH4.8)5mol/L 乙酸钾溶液(KaAc)60ml,冰乙酸 11.5 ml,双蒸水 28.5 ml。

(8) 饱和酚。

(9) 氯仿。

(10) 冷无水乙醇及70%乙醇溶液。

(11) TE缓冲液(pH 8.0):10mmol/L Tris-Cl溶液(pH 8.0)、1mmol/L(pH 8.0)EDTA。

【方法】

1. 细菌的培养及质粒扩增

(1) 取冰冻保存的JM109菌种接种在LA液体培养基中,37℃培养过夜。

(2) 取菌液接种于LA平板,37℃培养过夜。

(3) 从平板上挑取单个菌落接种到2ml LA液体培养基中,37℃振荡培养过夜。

(4) 取菌液接种到大量的LA液体培养基中,37℃振荡培养3~4h,使$OD_{600}=1.0$。

2. 细菌的收集及裂解

(1) 取上述扩增菌液1.5ml移至Eppendorf管中,12 000r/min,离心30s。

(2) 弃上清,加入STE 400μl悬浮沉淀,12 000r/min,离心30s。

(3) 弃上清,沉淀加100μl冰预冷的溶液Ⅰ,振荡混匀。

(4) 加入200μl溶液Ⅱ,颠倒混匀,冰浴3~5min。

(5) 加入150μl溶液Ⅲ,温和混匀,冰浴5min。12 000r/min,离心10min。

3. 质粒DNA的分离与纯化

(1) 取上清移至另一新Eppendorf管中,加入等体积酚/氯仿,颠倒混匀,12 000r/min,离心10min。

(2) 取上清移至另一新Eppendorf管中,加入2倍体积的冷无水乙醇,混匀,室温放置5~10min,12 000r/min,离心10min。

(3) 弃上清,加入1ml冷70%乙醇溶液,漂洗,12 000r/min,离心10min。

(4) 弃上清,室温干燥。

(5) 加入50μl TE(含无DNA的RNA酶20μg/ml),溶解DNA,-20℃储存。取2μl质粒DNA可用于电泳实验。

【注意事项】

(1) 操作时应戴手套,所用试剂及容器均需高压处理,以避免DNA酶污染。

(2) 操作过程中加入溶液后均需充分混匀。

(3) 加碱溶液变性时,要充分混匀使菌体完全裂解(变黏稠),一旦裂解应立刻加酸溶液中和。

(4) 菌体裂解后,每步混匀动作要轻,不要强烈振荡,以防损伤DNA。

实验十　病毒的观察

一、病毒的形态观察

病毒个体微小,必须用电子显微镜放大几万甚至几十万倍才能进行观察。病毒的大小差别悬殊,一般在20~250nm,另外病毒形态多样,多数为球形或近球形,少数为子弹形、砖块形等。含有高浓度病毒颗粒的样品,可直接应用电镜技术观察病毒颗粒。对含低浓度病毒的样本可用免疫电镜技术使病毒颗粒凝聚后再观察,或经超速离心后取标本沉淀物进行电镜观察,以提高检出率。电镜下不仅能观察病毒的形态学特征,还可测量病毒的大小。

二、病毒的生长状况观察

（一）细胞病变的观察

多数病毒在敏感的细胞内增生时，可引起细胞的形态发生变化，产生细胞病变效应（cytopathogenic effect，CPE）。由于不同病毒群所产生的 CPE 各有特点，可借此对某些病毒进行初步的识别（表 1-2-5）。

表 1-2-5　某些病毒引起的细胞病变效应

病毒	细胞株	细胞病变特点
腺病毒	人胚肾细胞	细胞变圆、肿大、聚集成葡萄状
肠道病毒	猴肾、人胚肾、肺、心肌细胞	细胞变圆、溶解
麻疹病毒	人胚肾细胞	细胞融合形成多核巨细胞
疱疹病毒	人胚肾细胞	细胞融合形成多核巨细胞
巨细胞病毒	人胚肾细胞	肿大、变圆、融合成巨大细胞
流行性感冒病毒	人胚肾、肺细胞	轻微病变，不易观察，用红细胞吸附实验
狂犬病毒	人胚肾细胞	轻微病变，不易观察

病变程度的表示方法：无细胞病变“-”；细胞出现可疑病变“±”；25% 细胞出现病变“+”；50% 细胞出现病变“++”；75% 细胞出现病变“+++”；细胞全部病变或脱落为“++++”。

（二）包涵体的观察

某些被病毒感染的细胞内，常可见到一个或数个形态不一的小体，称为包涵体。包涵体的形态、位置、大小、染色性等因病毒而异，在诊断上有一定意义。

1. 狂犬病病毒的包涵体　取患病动物或人的海马回部脑组织，做印片或病理切片，染色后在海马回部的神经细胞的细胞质内可见到圆形或椭圆形的嗜酸包涵体。

2. 麻疹病毒的包涵体　用人胚肾细胞培养病毒后，在细胞的细胞质和核内均可看到形态不规则的嗜酸包涵体。

3. 巨细胞病毒的包涵体　在人胚肺细胞中培养增生后，有的细胞核内出现周围有一轮“晕”的大型嗜酸包涵体。

（三）红细胞吸附实验

在人胚肺细胞培养增生后的流行性感冒（流感病毒），引起的细胞病变效应不明显，当在细胞中加入鸡红细胞时，鸡红细胞被吸附于人胚肺细胞表面，光学显微镜下可见到红细胞被吸附的现象。

（四）血凝实验

病毒感染鸡胚的尿囊腔后，培养 2 ~ 3d，收集尿囊腔液做红细胞凝集（血凝）实验。

【思考题】　可用哪些方法证明病毒的存在与生长增生？

实验十一　病毒的培养

由于病毒必须在活的细胞中才能增生，所以病毒的人工培养方法，需提供易感的活细胞。可根据不同的病毒及条件选择细胞培养法、鸡胚培养法或动物接种法。

一、细胞培养法

组织培养法是用离体的活器官、组织或细胞培养病毒,分离鉴定病毒,制备疫苗及病毒抗原等。细胞培养法是在体外培养单个细胞或单一型细胞群,并表现一定组织特性的培养方法。常用的细胞培养法有贴壁培养法及悬浮培养法。常用的细胞有原代和次代细胞、二倍体细胞及多种传代细胞系。

(一) 原代细胞培养

【原理】 直接采取动物或人体组织细胞进行的第一次培养,即原代细胞培养。以人胚肾细胞培养为例,介绍原代细胞培养法。

【材料】

(1) 4~6个月胚龄的胎儿(水囊引产和早产儿,死亡时间不超过8h)。

(2) Hanks's液,0.25%胰蛋白酶液、0.5%水解乳蛋白、小牛血清、抗生素、碳酸氢钠溶液等。

(3) 无菌吸管、细胞培养瓶、平皿、眼科小剪子及小镊子、橡皮塞等。

【方法】

1. 取胚肾 胎儿取俯卧位,无菌方法取出肾放入平皿中,用Hanks's液(已调pH,加入抗生素)洗两次。

2. 剪取皮质 剥去肾包膜,用眼科剪从肾表面剪取皮质(不要髓质)使之成1mm^{3}左右的小块,用Hanks's液洗两到三遍。

3. 消化 将组织块移入三角烧瓶内加入0.25%胰酶(调pH 7.6~7.8)约5倍于组织块量,置37℃水浴消化15~30min(需不时地摇动)。取出稍沉淀后,吸去胰酶,Hanks's液洗两次,以除去剩余的胰酶溶液。再加入适量的Hanks's液离心1000r/min 10min,弃去上清液。

4. 细胞分散、计数 加入营养液,用吸管反复吹打,直至组织块全部成为分散细胞为止。吸出0.1ml细胞悬液,加入0.9ml Hanks's液,混匀后吸出少量悬液,滴入血细胞计数板,在低倍镜下按白细胞计数方法计数,并按下列公式计算出每ml细胞数。

5. 分装、培养 用营养液稀释原细胞悬液,使细胞浓度为40万~50万个/ml。将此细胞悬液分装入细胞培养瓶(量的多少视培养瓶大小而定),塞好橡皮塞,置37℃温箱静置培养。逐日观察细胞生长情况。24h细胞可贴管,3~5天可长成单层。

【结果】 病毒易感的细胞或细胞系培养成单层细胞后,即可用于感染病毒。病毒学实验中常用的培养细胞见表1-2-6。

表1-2-6 实验中常用的培养细胞

培养细胞	通用名称	动物来源	组织来源	细胞类型
原代细胞	HEK(人胚肾)	人	胚肾	主要为上皮细胞
	MK(猴肾)	猴	肾	主要为上皮细胞
	PK(兔肾)	兔	肾	主要为上皮细胞
	GPE(豚鼠肾)	豚鼠	全胚	主要为成纤维细胞
	CE(鸡胚)	鸡	全胚	主要为成纤维细胞

续表

培养细胞	通用名称	动物来源	组织来源	细胞类型
传代细胞株	HDF*	人	肺活上皮	成纤维细胞
	HEP-2	人	喉癌组织	上皮细胞
	Hela	人	子宫颈癌组织	上皮细胞
	KB	人	口腔癌组织	上皮细胞
	Vero	非洲绿猴	肾	上皮细胞
	BSC-1	非洲绿猴	肾	上皮细胞
	RK-1	兔	肾	上皮细胞
	BHK-21	婴仓鼠	肾	成纤维细胞
	A-549	人	肺癌组织	上皮细胞
	CHO	中国仓鼠	卵巢	成纤维细胞

* 包括 WI-138、IMR-90、MRC-5 均来自人胚肺或包皮的二倍体细胞株

（二）二倍体细胞株的传代培养

二倍体细胞株是指正常机体组织在体外培养能分裂 50～100 代仍保持其二倍体染色体数目不变的细胞株。可来源于胚肺或胚肾等组织。下面介绍人胚肺二倍体细胞株的传代培养方法。

（1）将长成单层的人胚肺纤维细胞生长液倒掉，用 Hanks's 液洗一次。

（2）加入适量的 0.1%～0.25% 胰酶，室温消化 1～2min。

1）将细胞瓶倒放，使细胞面保留少量胰酶，室温继续消化 10～30min。

2）将胰酶倒掉，加入 Hanks's 液（Hanks's 液是原生长液 2/10 的量）于细胞瓶中，用吸管吹打分散细胞。

3）用原生长液按原量 2 倍稀释，分装两个培养瓶，即一瓶细胞传两瓶，37℃ 温箱培养，2～4d 长成单层，可再传代使用。

（3）传代细胞培养：在体外培养能够无限期地传代，建立传代细胞系，其传代培养方法同二倍体细胞。

（4）病毒标本接种：选择生长良好的细胞管，弃去管内的培养液，用 Hanks's 液轻摇，洗涤细胞 1～2 次，以除去可能存在的病毒抑制物。每管接种病毒液或已处理好的标本（分离时）0.1～0.2ml，每份接种 3～5 管，置 35℃，60min，使接种液与细胞充分接触，然后再加入维持液 0.8～0.9ml，置 36℃ 培养，并同时设正常细胞对照管。接种后细胞管应逐日镜检，观察有无细胞病变出现。

附：常用的细胞培养用液

1. Hanks's 液

（1）原液甲：

NaCl	160g	加入 800ml 双蒸水
KCl	8g	
$MgCl_2 \cdot 6H_2O$	2g	
$MgSO_4 \cdot 7H_2O$	2g	

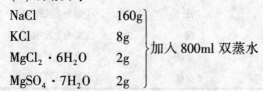

$CaCl_2$ 2. 8g 溶于 100ml 双蒸水。

将上述两溶液混合后加双蒸水至 1000ml，加 2ml 氯仿防腐，保存于 4℃冰箱。

（2）原液乙：

KH_2PO_4	3. 04g	加入 800ml 双蒸水
葡萄糖	1. 20g	
$Na_2HPO_4 \cdot 12H_2O$	20. 0g	
0. 4% 酚红溶液	100ml	

0. 4% 酚红溶液的配制：将 0. 4g 酚红放乳钵中，加 0. 1mmol/L 的 NaOH 溶液 11. 28ml，研磨后加双蒸水 100ml。

加入双蒸水使成 1000ml，加入 2ml 氯仿作为防腐剂，保存于 4℃冰箱。

使用时按以下比例配置：

原液甲	1 份
原液乙	1 份
双蒸水	18 份

混合后按需要分装，54. 92kPa，20min 高压灭菌，保存于 4℃冰箱备用。

2. $NaHCO_3$ 溶液　用于调整 pH。用双蒸水配成 5. 6% 的溶液，过滤除菌，4℃冰箱保存备用。

3. 双抗（青霉素、链霉素）**溶液**　青霉素 100 万 U，链霉素 1g，用灭菌双蒸水或 Hanks's 液 100ml 溶解。使每 ml 含青霉素 1 万 U，链霉素 1 万 μg，分装于无菌小瓶中，放 -20℃冰箱内保存备用。

4. 0. 5% 水解乳蛋白　称取 5g 水解乳蛋白溶于 1000ml Hanks's 液中，滤纸过滤，分装后 54. 92kPa，20min 高压灭菌。保存于 4℃冰箱备用。

5. 营养液与维持液

1）营养液：

0. 5g 水解乳蛋白液	90ml
小牛血清	10ml
双抗溶液	1ml（终浓度为 100U/ml）

用 $NaHCO_3$ 将 pH 调至 7. 2～7. 6。

2）维持液：同营养液，但小牛血清仅加 2%。

二、鸡胚培养法

鸡胚是正在发育中的个体，有多种可供选择的囊腔及囊膜。可根据病毒种类不同接种于鸡胚的不同部位，如绒毛尿囊膜、尿囊腔、羊膜腔和卵黄囊接种。

【材料与设备】

（1）鸡胚蛋。

（2）流感病毒、单纯疱疹病毒、流行性乙型脑炎病毒液。

（3）孵卵箱、检卵灯、卵盘、磨卵器。

（4）无菌 1ml 注射器、针头、吸管、剪刀、镊子、碘酒、乙醇等。

【方法与结果】

1. 鸡胚的孵育

(1) 选卵:选蛋壳色浅(易于检视)的来克鸡受精卵,孵育前保存于10℃阴凉处,不超过10天为宜。

(2) 孵卵:温度38~39℃,湿度40%~60%,空气需流通,每日翻蛋2次,以免粘壳。

(3) 检卵:孵后第4天,用检卵灯检视鸡胚发育情况,留下血管清晰、有明显主动运动的鸡胚暗影的受精卵,继续孵育,弃去血管模糊不清、鸡胚活动停滞的死亡者。

2. 接种与收获

(1) 绒毛尿囊膜接种:见图1-2-9。

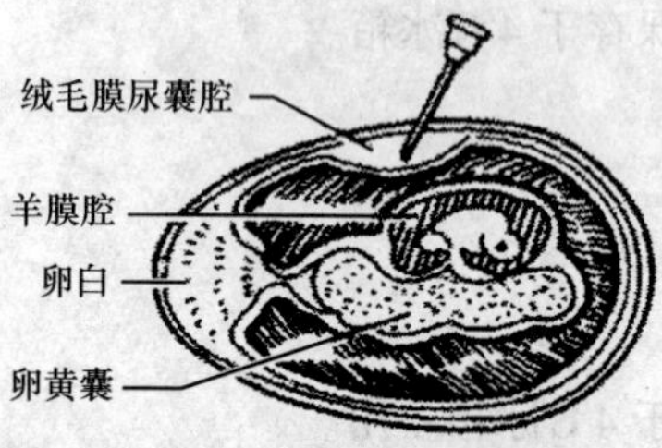

图1-2-9 绒毛尿囊膜接种法

1) 取10~13日龄鸡胚,于检卵灯下标出气室、胚位及绒毛尿囊膜发育面(该膜富含血管,照射时呈红色,约占鸡卵的1/2)。

2) 将鸡卵横卧于卵盘上,使绒毛尿囊膜部位朝上,消毒该部位和气室中心部,用磨卵器在绒毛尿囊膜部位锯一边约1cm的三角形,锯破并轻轻挑去卵壳(勿伤及壳膜)形成窗口,同时于气室端开一小孔。

3) 于壳窗的壳膜处滴加无菌生理盐水1滴,并以针头循卵壳膜纤维方向划破一缝隙(不可伤及下面的绒毛尿囊膜),然后在气室小孔处用橡皮吸头吸气。盐水即从裂隙处下沉,借助负压和重力使壳膜与绒毛尿囊膜分离,造成人工气室。

4) 用无菌镊子撕去壳膜,暴露绒毛尿囊膜,以注射器吸取单纯疱疹病毒液0.2ml,滴加于绒毛尿囊膜上。

5) 用无菌玻璃板与石蜡封口,石蜡封孔。将鸡卵窗口朝上,置36℃培养,每日检查。弃去24h内死亡的鸡胚,余者培养4~5日后放4℃冰箱待收获。

6) 收获:将感染病毒的鸡胚自冰箱中取出,消毒窗口区,扩大卵窗。用镊子轻轻夹起绒毛尿囊膜,持小剪沿接种面周围浆膜剪下,放入无菌平皿内观察,膜上的疱疹清楚可见,置低温保存,备用。

本法适用于天花、牛痘、单纯疱疹等病毒的接种。

(2) 尿囊腔接种:见图1-2-10。

1) 取9~12日龄鸡胚,标出气室与胚位,沿气室边缘上0.5cm处消毒打孔,针头垂直刺入,向胚位方向深入1cm左右,注入病毒液0.1~0.2ml。

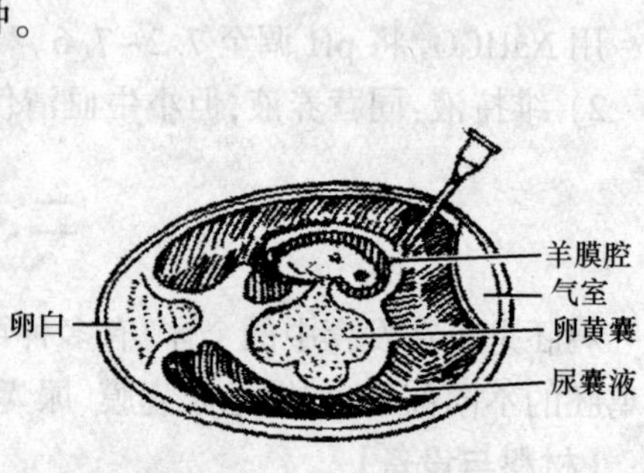

图1-2-10 尿囊腔接种法

2) 用胶布封口(封口前胶布用碘酒消毒,并通过火焰烧去余碘),置36℃培养,逐日观察,弃去24h内死亡的鸡胚。余者培养48~72h后放入4℃冰箱(使鸡胚冻死,以减少收获时的出血)。注意鸡胚必须直立,令气室端朝上。

3) 收获尿液之前取出鸡胚,消毒气室端,用镊子击破气室卵壳,沿气室边缘打一缺口,再用小镊子撕去卵膜,在绒毛尿囊膜无大血管处穿破,最后用无菌毛细吸管吸取尿囊液(一般可得4~6ml),储存于无菌小瓶并作无菌实验,4℃冰箱保存备用。

本法适用于某些呼吸道病毒，如流感病毒、副流感病毒、新城鸡瘟等病毒的培养，但初次分离不如羊膜腔接种法阳性率高。

(3) 羊膜腔接种：见图 1-2-11。

1) 取 9～11 日龄鸡胚，标出气室与胚位。接种前一天，将鸡胚直立于卵盘上，使其胚胎向上，易于接种。

2) 接种时，鸡胚直立于卵盘，消毒气室端，沿气室边缘和胚位靠近处锯一边长约 1cm 的方形小窗。

3) 用小镊子去除卵壳和卵膜，滴入一滴无菌石蜡，使膜呈透明状，将鸡胚移置于检卵灯上，可清楚看到胚胎位置。

4) 无菌注射器吸取流感病毒液少许，针头自窗口对准胚胎直下，穿过绒毛尿囊膜、羊膜，进入羊膜腔内（注意针头刺入时勿伤及胚胎本身）。注入 0.1～0.2ml 的病毒液，胶布封口，直立置 35℃ 培养。

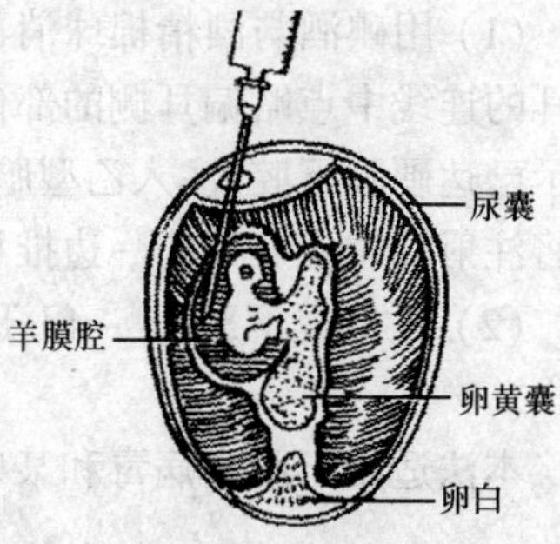

图 1-2-11　羊膜腔接种法

5) 逐日检查鸡胚的生活情况，3～4 日后，取出鸡胚，4℃ 过夜。

6) 收获：消毒气室端，撕去胶布，将窗口扩大。用小镊子撕去壳膜及绒毛尿囊膜，无菌吸管吸出尿囊液弃去，左手持镊子提起羊膜，右手以无菌毛细吸管插入羊膜腔吸取羊膜液，置无菌试管内，冷冻保存（每卵可收获 0.5～1ml 羊膜液）。

本法适用于一些呼吸道病毒如黏病毒的分离。

(4) 卵黄囊接种：见图 1-2-12。

1) 取 6～8 日龄鸡胚，标出气室与胚位。

2) 将气室向上，消毒气室端，在气室中央打一小孔。

3) 以 12 号针头自小孔沿卵纵轴与胚胎位置相反方向刺入 2～3cm，注入病毒液 0.5ml，胶布封孔，36℃ 培养。每日检视并翻动 2 次，24h 内死亡者弃去。

4) 收获：取出孵育 24h 以上濒死的鸡胚，消毒气室，直立于卵盘上，用无菌镊子击破气室端卵壳，撕去壳膜，将卵内容物倾入无菌平皿内。夹起卵黄囊将其与绒毛尿囊膜分开，将卵黄置于无菌三角烧瓶内低温保存备用。

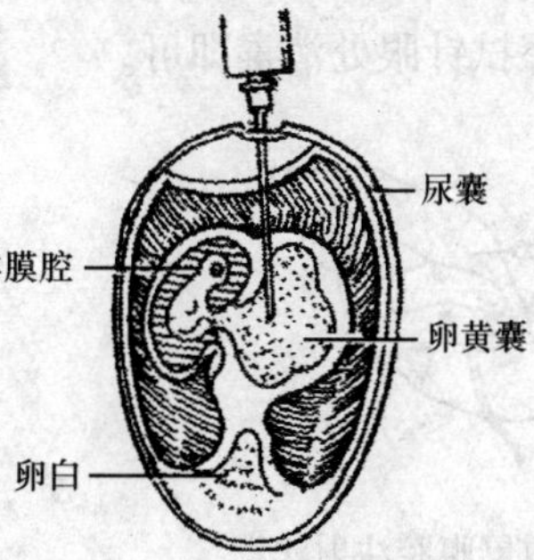

图 1-2-12　卵黄囊接种法

本法适用于某些虫媒病毒以及立克次体、沙眼衣原体等的分离培养。

三、动物接种法

动物接种是分离培养病毒最早应用的方法，依据病毒的亲嗜性，选择对其敏感的动物及合适的接种途径，以达到其分离鉴定病毒、制备某些疫苗及诊断抗原或研究某些病毒性疾病的发病机制等目的。

（一）小白鼠脑内接种法

【材料】

(1) 流行性乙型脑炎病毒悬液。

(2) 3～5日龄乳鼠(体重6～8g)。

(3) 1ml无菌注射器、针头、碘酒及酒精棉球等。

【方法】

(1) 用碘酒与酒精棉球消毒鼠耳与眼之间的部位,用注射器吸取病毒液,注射器于鼠眼与耳的连线中点略偏耳侧的部位刺入硬脑膜下(进针2～3mm),感到进针阻力突然消失时,提示已达硬膜下腔,注入乙型脑炎病毒悬液0.02～0.03ml。注射完毕,在拔出针头的同时应将注射部位皮肤稍向一边推移,以防液体外溢,用碘酒消毒注射部位,将注射器煮沸消毒。

(2) 逐日观察,经3～4d开始发病,小鼠呈现弓背、脱毛、抽搐、肢体麻痹、瘫痪,直至死亡。

本法适用于脑炎病毒和某些肠道病毒的分离培养及保存。

(二) 小白鼠腹腔接种法

【材料】

(1) 1ml无菌注射器、针头。

(2) 肠道病毒的悬液、碘酒及酒精棉球等。

【方法】

1. 抓取小白鼠 右手提起鼠尾,左手拇指及示指捏住动物头背部皮肤(图1-2-13)。翻转鼠体使腹部向上,把鼠尾和右后腿夹于小指和环指之间。

2. 接种 接种时为防止损伤肠管,将小鼠后腿抬高,使头部向下,腹腔内肠管即向胸部移位,右手持注射器,针头自腹股沟处刺入皮下(图1-2-14)。将针稍竖起并向深部刺进,穿过腹肌进入腹腔,注入标本液0.5～1ml(如操作者注射时感到无任何阻力或注入材料后也未见明显隆起,即证明已在腹腔内)。拔出针头并移动局部皮肤,碘酒擦拭针眼处消毒即可。

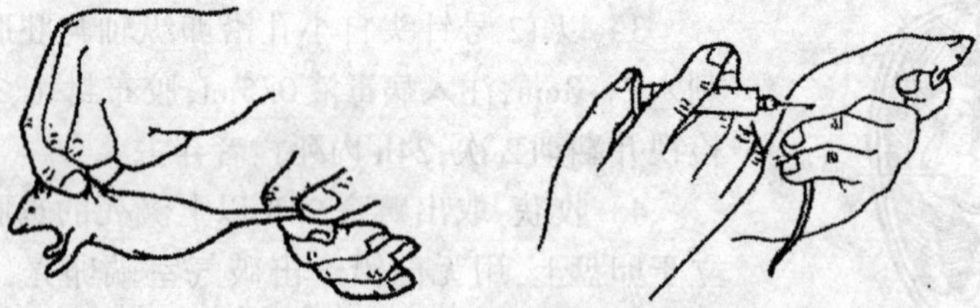

图1-2-13 抓取小白鼠的方法　　图1-2-14 小白鼠腹腔注射法

本法适用于某些肠道病毒、动物病毒的传代等。

【注意事项】 接种了病毒的乳鼠与母鼠一起喂养,为了防止母鼠嗅到乳鼠身上的碘酒、乙醇异味而吃掉乳鼠,可用乙醇擦拭母鼠鼻。一旦乳鼠发病,立即移出,以免被母鼠所食。

(三) 接种病毒后对动物的观察与剖检

接种了病毒的动物应加强管理,并按其实验目的每日观察1～2次。对实验中死亡或处死的动物应立即剖检。剖检之动物从皮肤、淋巴结至内脑都应仔细观察。可按实验要求摘取有关组织、器官或积液直接涂片、培养及制备病理切片或电镜标本,也可放冰箱冷冻保存备用。为防止病毒扩散和造成污染,尸检后的尸体及污染物必须消毒处理。

【思考题】

(1) 病毒的培养方法有哪些?

(2) 原代和传代细胞培养法各有何特点?

实验十二 病毒的血清学实验

一、红细胞凝集试验及凝集抑制实验

病毒的血清学实验在临床或流行病学诊断上应用较广,其基本原理和其他微生物的血清学反应相同。既可用已知抗原来测定病人体内抗体,也可用已知抗体来测定未知抗原。常用的病毒血清学实验是红细胞凝集抑制实验、中和实验、补体结合实验等。

本实验为红细胞凝集实验(简称血凝实验)及红细胞凝集抑制实验(简称血凝抑制实验)。

【原理】 某些病毒(如正黏病毒、副黏病毒)可选择性地凝集动物(鸡、豚鼠等)或人的红细胞,称为血凝现象。此种红细胞凝集现象可被相应抗体所抑制,即为血凝抑制实验。

【材料】

(1) 含流感病毒的鸡胚尿囊液。

(2) 1% 鸡红细胞悬液、生理盐水。

(3) 待检血清。

(4) 塑料凹版、吸管等。

【方法与结果】

1. 血凝效价的滴定(红细胞凝集实验)

(1) 取收获之鸡胚尿囊液,离心 25 000(r/min) 20min,取上清液,用生理盐水倍比稀释,每孔 0.2ml。然后各孔加 0.2ml 生理盐水及 0.2ml 1% 鸡红细胞悬液,充分摇匀,置室温 30~45min 后,判断结果。对照管不加病毒,以 0.2ml 生理盐水代替(表 1-2-7)。

表 1-2-7 病毒血凝素效价滴定

孔号 / 材料(ml)	1	2	3	4	5	6	7	8	9
生理盐水	0.9 弃0.6	0.2	0.2	0.2	0.2	0.2	0.2	0.2	0.2
病毒液	0.1	0.2	0.2	0.2	0.2	0.2	0.2	0.2	弃 0.2
病毒稀释液	1:10	1:20	1:40	1:80	1:160	1:320	1:640	1:1280	对照
生理盐水	0.2	0.2	0.2	0.2	0.2	0.2	0.2	0.2	0.2
1% 鸡红细胞	0.2	0.2	0.2	0.2	0.2	0.2	0.2	0.2	0.2
摇匀,放室温 30~45min									

(2) 结果判断标准:观察结果时,切勿将板振摇,应轻拿,观察孔底。

-:红细胞沉于孔底成小圆点,四周光滑。

++++:红细胞均匀铺于孔底,边缘有卷起倾向者。

+++:基本同上,但边缘不整齐,有下垂倾向者。

++:红细胞于孔底形成一个环状,四周有小凝集块者。

+:红细胞于孔底形成一个小团,但边缘不光滑者。

以出现“++”的最高病毒稀释度作为效价,即一个血凝单位。

2. 血凝抑制试验

(1) 试验所用病毒量为 4 个血凝单位,若血凝效价为 1∶320,则 4 个血凝单位为 320/4 =80,即将病毒原液用生理盐水稀释至 1∶80。

(2) 取灭活的待检血清,从 1∶10 起作一系列倍比稀释至 1∶1280(表 1-2-8)。

表 1-2-8　红细胞凝集抑制试验

孔号 材料(ml)	1	2	3	4	5	6	7	8	9 血清 对照	10 血凝素 对照	11 血细胞 对照
生理盐水	0.9 弃0.6	0.2	0.2	0.2	0.2	0.2	0.2	0.2	0.2	–	–
患者血清	0.1	0.2	0.2	0.2	0.2	0.2	0.2	0.2	(1∶10)	–	–
血清稀释度	1∶10	1∶20	1∶40	1∶80	1∶160	1∶320	1∶640	1∶1280		弃 0.2	–
4 单位血凝素	0.2	0.2	0.2	0.2	0.2	0.2	0.2	0.2	–	0.2	–
生理盐水	0	0	0	0	0	0	0	0	0.2	0.2	0.4
1% 鸡红细胞	0.2	0.2	0.2	0.2	0.2	0.2	0.2	0.2	0.2	0.2	0.2
摇匀,放室温 30 ~45min											

(3) 每孔加入 4 个血凝单位血凝素 0.2ml,再加入 1% 鸡红细胞悬液 0.2ml。充分摇匀置室温 30 ~45min 观察结果。血清对照孔的血清稀释度同第一孔,不加抗原(凝集素),以 0.2ml 生理盐水代替。

(4) 结果判断:完全抑制红细胞凝集的最高血清稀释度即为此血清的血凝抑制效价。

二、中 和 实 验

【原理】 感染病毒的机体常产生特异性中和抗体,此抗体有能使相应病毒失去其感染力的作用。将被检血清分别与病毒悬液以不同比例混合后,再接种培养的细胞,根据细胞出现病变的程度,求出中和抗体的效价。

【材料】

(1) 脊髓灰质炎病毒悬液、人胚肾细胞管、待检血清(56℃ 30min 灭活)。

(2) 细胞维持液、Hanks's 液。

(3) 无菌吸管、无菌小试管。

【方法】

1. 稀释血清 将血清标本以无菌方法用 Hanks's 液从 1∶5 开始作连续 4 倍稀释(即 1∶5、1∶20、1∶80、1∶320、1∶1280,……)然后分别按每管 0.25ml 加入一排无菌试管内。

2. 病毒 将脊髓灰质炎病毒液按其 TCD_{50} 值(50% 组织培养感染量)进行稀释,使每 0.1ml 含 100 TCD_{50} 病毒量(如病毒效价为 10^{-7}/0.1ml,则稀释度 10^{-5} 即可)。然后于各试管中分别加入与血清等量(每管 0.25ml)的病毒悬液,混匀后放 37℃ 水浴中作用 1 ~3h。

3. 接种细胞管 各稀释度的血清-病毒混合液,按每管 0.2ml 各接种 2 支人胚肾细胞管,并于各管中再添加 0.8ml 细胞维持液,置 37℃ 培养 5 ~7 天,每天观察并记录结果。

37℃水浴作用 1 ~ 3h，每一稀释度的血清-病毒混合液接种 4 支人胚肾细胞管（表 1-2-9）。

4. 对照 试验时，需做血清（1 : 5）对照、病毒（100 TCD_{50}/0.1ml）对照及正常细胞对照，各对照组均为 4 管。

5. 结果判定 接种后第 3、5、7 天观察病变，第 7 天判定最后结果。病毒对照一般第 3 天出现"+ ~ ++"病变，第 5、7 天达"++++"病变，细胞对照与血清对照应为正常。试验血清最高稀释度仍能抑制细胞病变出现者，定为该血清的中和抗体效价（表 1-2-10）。

表 1-2-9 中和实验

材料（ml）	中和管号				
	1	2	3	4	5
待检血清	1 : 5	1 : 20	1 : 80	1 : 320	1 : 1280
	0.25	0.25	0.25	0.25	0.25
病毒液（100TCD50/0.1ml）	0.25	0.25	0.25	0.25	0.25
37℃水浴作用 1 ~ 3h，每一稀释度的血清-病毒混合液接种两支人胚肾细胞管					
血清-病毒混合液	0.2	0.2	0.2	0.2	0.2
细胞维持液	0.8	0.8	0.8	0.8	0.8
37℃孵箱培养 5 ~ 7 天					

表 1-2-10 细胞病变法血清中和试验结果举例

病毒	血清稀释液					病毒对照（100TCD_{50}）	细胞对照	血清对照（1 : 5）
脊髓灰质炎病毒	1 : 5	1 : 20	1 : 80	1 : 320	1 : 1280	●●	○○	○○
	○○	○○	○○	●●	●●			

注："●"：有明显细胞病变；"○"：无明显细胞病变。结果判定：脊髓灰质炎病毒中和抗体效价为 1 : 80

三、红细胞吸附及红细胞吸附抑制实验

【原理】 某些病毒（如流感病毒），感染的细胞能吸附脊椎动物的红细胞，发生血吸现象。这种现象能被特异性抗体所抑制。

【材料】

（1）人胚肾单层细胞管。

（2）甲型流感病毒悬液、甲型流感病毒免疫血清。

（3）2% 鸡红细胞悬液。

（一）红细胞吸附实验

【方法与结果】

（1）选生长良好的人胚肾单层细胞管，每管接种流感病毒 0.1ml（接种方法见细胞培养法）置 35℃培养 6 ~ 7d，隔日观察一次。

（2）吸去细胞管中的细胞维持液，每管加入 2% 鸡红细胞悬液 0.1 ~ 0.2ml，在细胞面上轻轻摇匀，放室温 5 ~ 10min，镜检。

（3）正常细胞对照：0.1ml 病毒液以等量维持液替代，其他条件同试验管。

（4）在显微镜下观察，若红细胞悬浮，则判为阴性；若红细胞吸附在人胚肾细胞上，形成

岛状或链条状,则判为阳性。

(二) 红细胞吸附抑制实验

【方法与结果】

(1) 取红细胞吸附阳性的另一培养管,吸去维持液。

(2) 取1:10流感免疫血清(甲型)0.2ml,放37℃,15~20min,再加入2%鸡红细胞悬液0.2ml,置室温5~10min后观察。

(3) 结果判定:若无红细胞吸附在人胚肾细胞上,则为红细胞吸附抑制试验阳性,可初步判定该管病毒与免疫血清同型。

【思考题】

(1) 中和试验结果为阳性说明了什么?

(2) 中和试验中血清的中和抗体效价是如何确定的?

(3) 红细胞吸附试验和红细胞吸附抑制试验的试验理论依据是什么?

实验十三　支原体、衣原体、立克次体、螺旋体的形态观察及血清学实验

一、支原体的形态观察

支原体(mycoplasma)是能独立生活的最小的微生物,由于缺乏细胞壁,其形态呈高度多形性。

【材料】

(1) 支原体姬姆萨染色片(简称姬氏染色)。

(2) 支原体菌落标本片。

【结果】

(1) 镜下见支原体呈多形性,常有球形、杆状、丝状、环状、分枝状或颗粒状,染色为淡紫色。

(2) 低倍镜下可见支原体菌落呈"油煎蛋"样,呈圆形,边缘整齐,色浅淡较透明,中心部分较厚,着色深。

二、立克次体形态观察及血清学实验

立克次体(rickettsia)是一类专性细胞内寄生的原核细胞型微生物,是引起人类斑疹伤寒、恙虫病等传染病的病原体。其大小介于一般细菌与病毒之间,用普通光学显微镜可观察到。有多种形态,主要呈球杆状。

(一) 立克次体形态观察

【材料】

(1) 立克次体马氏染色片。

(2) 立克次体姬姆萨染色片。

【结果】

(1) 马氏染色立克次体为红色,多呈球杆状,但亦有球形、杆形、丝状等形态。

（2）姬姆萨染色立克次体呈蓝紫色，形态同上。

（二）外-斐反应

【原理】 立克次体与某些变形杆菌菌株有共同抗原成分，能发生交叉凝集反应。外-斐反应（wei-felix reaction）即是用变形杆菌 $OX_{19、2、k}$ 株抗原代替立克次体抗原，检测人或动物血清中某些立克次体抗体的非特异性试管凝集试验。该试验可作为斑疹伤寒、恙虫病等立克次体感染的辅助诊断手段。

【材料】

（1）变形杆菌 OX_{19} 菌液（抗原）。

（2）待检血清。

（3）生理盐水。

【方法】 见表 1-2-11。

表 1-2-11　外-斐反应操作程序　（单位：ml）

试管号	1	2	3	4	5	6	7	8
生理盐水	0.5	0.5	0.5	0.5	0.5	0.5	0.5	0.5
1∶10 患者血清	0.5 →	0.5 →	0.5 →	0.5 →	0.5 →	0.5 →	0.5 →	0.5 弃去
OX_{19} 菌液	0.5	0.5	0.5	0.5	0.5	0.5	0.5	0.5
患者血清稀释度	1∶40	1∶80	1∶160	1∶320	1∶640	1∶1280	1∶2560	对照
摇匀，37℃水浴 24h 观察结果								

【结果】 判定凝集效价同肥达反应。单份血清凝集效价达 1∶160 以上或恢复期抗体效价比早期增高 4 倍时有辅助诊断意义。

三、衣原体包涵体形态观察

衣原体（chlamydiae）是一类能通过除菌滤器，专性细胞内寄生的原核细胞型微生物，培养方法类似病毒。衣原体在宿主细胞内生长繁殖时，有特殊的发育周期，可见到两种类型颗粒，即原体和始体。衣原体在繁殖过程中形成的子代原体可构成多种形态的包涵体。

【材料与方法】 取沙眼患者病变部位的上皮细胞涂片，乙醇固定后，进行姬姆萨染色，油镜观察。

【结果】 镜下可见包涵体被染成紫色，存在于细胞质中，呈帽状、桑葚状等形态。

（1）帽型：紧贴于细胞核上呈帽状。

（2）桑葚型：呈长梭形或椭圆形，由原体和始体集成桑葚状。

（3）填塞型：主要由原体构成，填塞满胞质，将细胞核挤压变形。

（4）散在型：呈圆形或卵圆形散布于胞质中。

四、螺旋体形态观察及血清学实验

螺旋体（spirochete）是一类细长、柔软、呈螺旋状弯曲、运动活泼的原核细胞型微生物。种类较多，对人类致病的主要有钩端螺旋体、梅毒螺旋体、回归热螺旋体。

(一) 螺旋体形态观察

【方法与结果】

1. 钩端螺旋体 镀银染色法染色标本。油镜下可见螺旋体呈棕褐色至棕黑色,钩体纤细,螺旋致密而规则,菌体一端或两端弯曲呈钩状。

2. 梅毒螺旋体 镀银染色法染色标本。油镜下可见梅毒螺旋体体形细小,螺旋致密,呈棕褐色。

3. 回归热螺旋体 瑞特染色法染色标本。油镜下可见细长的疏松螺旋体,呈紫红色,纤细柔软,略呈不规则弯曲。

(二) 镀银染色法检查口腔螺旋体

寄生于人类口腔的螺旋体以奋森螺旋体为常见。该螺旋体属疏螺旋体属,一般不致病。一定条件下可与寄居在口腔的梭杆菌协同引起咽喉炎、齿龈炎、溃疡性口腔炎等疾病。

【材料】

(1) 生理盐水。

(2) 固定液、媒染剂。

(3) 硝酸银染液。

【方法】

(1) 取玻片一张,滴加 2 ~ 3 滴生理盐水。用牙签取牙垢少许和盐水混匀涂成直径 1cm 左右的薄膜,自然干燥。

(2) 滴加固定液于涂片标本上,1min 后用水冲洗。

(3) 滴加媒染剂并加热至有蒸气冒出,作用 30s 后用水冲洗。

(4) 用硝酸银染液染 30s 后用水冲洗,干后油镜观察。

【结果】 细菌与螺旋体均被染成棕褐色或黑褐色。奋森螺旋体呈纤细丝状,有 3 ~ 8 个不规则螺旋。

(三) 梅毒螺旋体等的血清学实验

梅毒的血清学试验根据其所有抗原不同分两类。第一类是非螺旋体血清学试验,用正常牛心肌类脂作抗原,检测非特异性的反应素。这一类试验以往通用的有康氏实验和华氏实验,但由于这些方法易出现假阳性反应,已被国家卫生部明令取消,目前国内外主要采用以纯心磷脂、卵磷脂为抗原的方法,即性病研究实验方法及其改良法:血清不加热的反应素实验(unheated serum reagin test, USR)和快速血浆反应素实验(rapid plasma reagin circle card test, RPR)。第二类为螺旋体血清学实验,是以死的或活的梅毒螺旋体或其成分为抗原检测特异性的抗梅毒螺旋体抗体,此类试验虽然特异性、敏感性较高,但试验复杂,不易推广,主要用于疑难病症诊断和鉴别生物性假阳性反应。

血清不加热的反应素试验(USR)

【原理】 本试验以纯心磷脂、卵磷脂及胆固醇等非特异性类脂质抗原,经稀释、离心沉淀,于沉淀中加入 EDTA(使抗原不易变性)、氯化胆碱(化学性灭活补体)和防腐剂,使血清反应素不必加热灭活所进行的血清学反应,称为血清不加热的反应素实验(USR),也称为性病研究实验室实验(venereal disease research laboratory test, VDRL)。

【材料】

(1) 抗原 USR 试剂。

(2) 待检血清标本,不必灭活。

(3) 玻片、1ml 注射器、平头针头、45 滴/毫升。

【方法】

1. 玻片定性实验

(1) 取待检血清 0.05ml 加入玻片上红蜡笔画的直径为 14mm 圆圈内。

(2) 用 1ml 注射器加上专用针头,吸取 USR 试剂后垂直加入标本 1 滴。

(3) 手摇或震荡 4min,立即在 3min 内观察完毕。可用肉眼直接观察。

2. 玻片定量实验 将原血清作对倍稀释,从 1∶2 至 1∶64,按定量方法操作。结果判定如下:

++++ ~ +++:肉眼可见大的或较大的块状物。

++:可见小块状物,悬液清亮。

+:镜下为小块状物,均匀分布。

±:颗粒不规则分布,或呈细小粗糙物。

-:颗粒细小,分布均匀。

快速血浆反应素纸片实验(RPR)

本法是 USR 的改良法,除具备 USR 的优点外,患者血清、血浆均可用于试验,因在 USR 中加入高纯度的胶性碳,可与阳性血清发生黑色凝块,所以不用显微镜就能准确判断结果。

【材料】

(1) 抗原 RPR 试剂。

(2) RPR 试验纸片,每张有 12 个圈。

(3) 待检血清标本或血浆标本,不必灭活。

(4) 1ml 注射器,平面针头,60 滴/毫升。

【方法】

1. 血清定性实验

(1) 吸取待检血清或血浆 0.05ml 加在圈内,并扩展至整个圈。

(2) 将 RPR 悬液摇匀,用注射器吸取后于每个标本上加一滴。

(3) 转动 8min,防止蒸发,加盖。

(4) 在明亮的光线下肉眼观察结果。

2. 血清定量实验 定性试验阳性或弱阳性者,必须作定量试验。方法是将血清用生理盐水作对倍稀释,从 1∶2 至 1∶32,按定量方法操作。若效价高于 1∶32,则应测 1∶64,1∶128,……稀释度。以最高稀释度达到阳性或弱阳性反应作为效价。结果判定如下。

+:可见中等或大的凝集块。

±:可见小凝集块。

-:无块状或极少数颗粒聚集成粗糙物。

【思考题】

(1) 绘图说明钩端螺旋体、梅毒螺旋体、回归热螺旋体的形态特征。

(2) 简述外-斐反应和凝集溶解实验的原理。

实验十四　真菌、放线菌的培养方法与形态观察

一、真菌的培养和形态观察

真菌是一大类不含叶绿素，无根、茎、叶分化，由单细胞或多细胞组成，行有性或无性繁殖的真核细胞型微生物。真菌的种类繁多，大多对人类有利，仅少数对人和动物致病。真菌的微生物学检查，通常采用直接镜检和培养检查，根据真菌特殊的菌丝和孢子形态来确定真菌的种类。

（一）真菌的培养方法

【材料】

（1）标本：皮肤丝状菌、白色念珠菌、新型隐球菌、青霉菌。

（2）材料：载玻片、盖玻片、培养皿、滤纸片、U 型管、酒精灯、毛细滴管、22～28℃温箱、显微镜。

（3）试剂：10% 氢氧化钠（钾）溶液、乳酸酚棉蓝染液、中性树胶、50% 甘油、石蜡。乳酸酚棉蓝染液：结晶酚 20g、乳酸 20ml、甘油 40ml、棉蓝 0.05g、蒸馏水 20ml，依次加入混匀，微加温促使溶解，冷却后即可使用。

（4）培养基

1）沙保培养基：葡萄糖 4g、蛋白胨 1g、琼脂 1.8g、蒸馏水 100ml。上述成分混合后熔化，用纱布过滤，经高压蒸汽灭菌后备用。

2）玉米琼脂培养基：玉米面 20g、琼脂 10g、蒸馏水 500ml。将上述成分混合，煮沸，搅拌，经多层纱布过滤，分装小三角瓶或试管，经高压蒸汽灭菌后备用。

【方法】

1. 一般培养法　将酵母及类酵母真菌以划线法接种于沙保（或玉米）培养基上、丝状菌（毛皮检材）以接种钩勾取材料，点种在沙保培养基上（不用划线）。用熔化石蜡封管口棉塞，于 22～28℃的温度下培养（深部真菌可培养于 37℃环境），1 周后观察生长情况。可出现以下三种菌落：

（1）酵母型菌落：与细菌菌落相似，圆形，表面光滑、湿润、柔软而致密、乳白或奶油色。

（2）类酵母菌落：菌落表面同酵母型菌落，在菌落根部有假菌丝伸向培养基内生长，乳白色。

（3）丝状菌落：是多细胞真菌的菌落形式，由许多疏松的菌丝体构成，菌落呈棉絮状、绒毛状或粉末状、菌落中央有皱褶，外围有放射状沟，多为茶褐色。

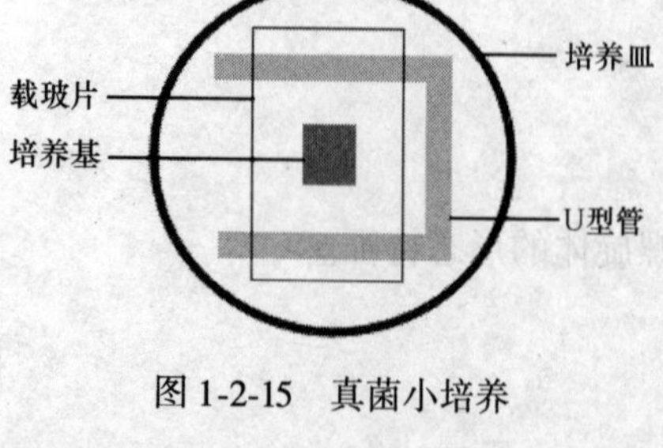

图 1-2-15　真菌小培养

2. 小培养法　小培养法是采用真菌培养板或普通载玻片进行真菌培养。培养物可直接于显微镜下检查，也可经染色后观察（图 1-2-15）。

（1）将已灭菌的培养皿（内含滤纸片、U 型管、载玻片、盖玻片）打开。

（2）取培养皿内载玻片，滴一滴已灭菌并冷却至 50℃左右的培养基，待凝固后，接种待检真菌少

许,盖上盖玻片,放回U型管上,盖上皿盖。

(3) 取无菌的50%甘油倒于上述培养皿内使滤纸浸润。整个过程要无菌操作。

(4) 28℃培养,一天后逐日观察生长情况。5～7d后肉眼可见大量气生菌丝产生。

(5) 轻轻取下盖玻片,使气生菌丝附在盖玻片上,将盖玻片通过火焰2～3次,使培养物固定。滴加乳酸酚棉蓝染液于带菌丝的盖玻片上,染色4～6h后,倾去染液,略用细水冲洗,置37℃温箱充分烘干,以中性树胶封片保存。

(二) 真菌的形态观察

1. 小培养法观察 小培养物染色后可对各种菌丝和孢子进行形态鉴定,各种菌丝和孢子的特征如图1-2-16所示。

- 病原性真菌的菌丝
  - 结构特点
    - 有隔菌丝
    - 无隔菌丝
  - 生长特点
    - 营养菌丝
    - 气中菌丝(生殖菌丝)
  - 特殊形态
    - 梳状菌丝
    - 螺旋菌丝
    - 球拍状菌丝
    - 鹿角状菌丝
    - 结节状菌丝
    - 假菌丝
- 病原性真菌的无性孢子
  - 叶状孢子(芽生孢子、关节孢子、厚膜孢子)
  - 分生孢子(大分生孢子、小分生孢子)

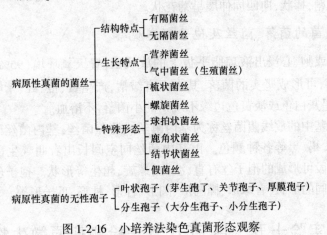

图1-2-16 小培养法染色真菌形态观察

2. 玻片标本的观察

(1) 白假丝酵母菌棉蓝染色片:观察假菌丝和顶端圆形的厚膜孢子。

(2) 皮肤丝状菌不染色片:观察菌丝和大分生孢子(梨形,2～4个分隔、壁薄而光滑)。

(3) 青霉菌棉蓝染色片:观察分枝菌丝和帚状孢子。

(4) 新型隐球菌墨汁负染色片:观察芽生孢子和厚荚膜。孢子内有较大的反光颗粒(脂质颗粒)和许多小颗粒。厚荚膜透明,厚度可与菌体直径相似。

(三) 浅部真菌病临床标本(皮屑)检查

浅部真菌病临床上极为常见,包括各种各样的皮癣、指(趾)甲癣及皮肤癣,其在检查方面多采用直接镜检。

1. 标本的采取 标本采取前,应忌用药。患癣患者,可用拔毛镊子拔取脆而无光泽、易折断或带有白色菌鞘的病损部毛发,手、足、体、股癣宜用钝刀轻轻刮取损害部位边缘皮屑,甲癣可用小刀刮取病损指(趾)甲深层碎屑。

2. 标本制作 取少许皮屑或毛发标本于载玻片上,滴加10%氢氧化钠(钾)溶液1滴,加盖玻片,置火焰上微微加热(以角质细胞溶解,标本透明为宜),用镊子或接种环柄轻轻加压于盖玻片,使皮屑铺开变薄,驱除气泡,用滤纸吸取周围溢液。

3. 观察 将制好的标本片置镜下,先低倍镜下观察,如疑为菌丝孢子,将此视野转向高倍镜下观察,光线宜稍暗。也可采用棉蓝染色后观察,可见分枝菌丝穿过多个角质细胞,菌丝周围有许多圆形小孢子。

二、放线菌的观察

放线菌(actinomyces)是同细菌相似的原核细胞型微生物，以裂殖方式繁殖，呈分枝状、丝状。本菌广泛存在于土壤中，大多数为腐物寄生菌，有一部分可产生抗生素，少数对人致病，可引起面颈部、肺部坏死与脓肿等。

(一) 牛型放线菌病灶组织切片观察

放线菌在病灶中，常形成肉眼可见的黄色小颗粒，称为硫磺颗粒。此颗粒放在玻片上加一盖玻片轻轻压平，置于高倍镜下观察，可见此颗粒是由纤维分枝交织的菌丝体组成，菌丝末端常有胶体鞘，棒状，向四周伸展呈菊花状。

(二) 放线菌的菌落、菌丝及孢子形态观察

接种于牛肉或脑、心浸出液琼脂平板上的放线菌，置厌氧环境(95% N_2 加 5% CO_2)于37℃ 3～6d 观察，可形成坚实的菌落，其表面有皱褶，产生黄、橙、红、紫等各种颜色。在血平板上，放线菌呈灰白色或淡黄色边缘不规则的小菌落，不溶血。

生长在培养基中的放线菌菌丝称为基内菌丝或营养菌丝，基内菌丝的菌丝体呈黄、橙、红、紫、蓝、绿、灰、褐、黑等各种颜色。由基内菌丝向空间长出者叫气生菌丝体。气生菌丝体发育到一定阶段可形成的孢子丝有直、波曲、螺旋、轮生等形状。孢子丝长到一定阶段形成的孢子具有不同的形状，有球形、椭圆形、圆形、杆形、柱形、瓜子形等。

实验十五　用 PCR 方法检测病原微生物

【原理】 聚合酶链式反应(polymerase chain reaction，PCR)是一种体外 DNA 扩增技术。此法操作简单，可在短时间内使目的 DNA 扩增几万倍。

PCR 技术类似于 DNA 的天然复制过程，其特异性依赖于与靶序列两端互补的寡核苷酸引物。PCR 由变性→退火→延伸三个基本反应步骤构成：①模板 DNA 的变性，模板 DNA 经加热至 93℃左右一定时间后，DNA 双链或经 PCR 扩增形成的双链 DNA 解离，成为单链，以便与引物结合，为下轮反应作准备；②模板 DNA 与引物的退火(复性)，模板 DNA 经加热变性成单链后，温度降至 55℃左右，引物与模板 DNA 单链的互补序列配对结合；③引物的延伸，DNA 模板-引物结合物在 TaqDNA 聚合酶的作用下，以 dNTP 为反应原料，靶序列为模板，按碱基配对与半保留复制原理，合成一条新的与模板 DNA 链互补的半保留复制链。重复变性→退火→延伸三过程，就可获得更多的“半保留复制链”，而且这种新链又可成为下次循环的模板。每完成一个循环需 2～4min，2～3h 就能将待扩目的基因扩增放大几百万倍。

【材料】

(1) 无菌双蒸水。

(2) 10×PCR 反应缓冲液。

(3) 25mmol dNTP 混合液。

(4) 引物 1、引物 2 各 50pmol/μl。

(5) 模板 DNA。

(6) 5U/μl Taq DNA 聚合酶。

(7) 其他:液状石蜡(石蜡油)、溴化乙啶等。

【仪器】

(1) PCR 扩增仪。

(2) 电泳仪。

(3) 紫外线分析仪。

【方法】

(1) 在 0.2ml 离心管中加入以下成分,混匀。

10×PCR 反应缓冲液	10μl
引物 1	1μl
引物 2	1μl
模板 DNA	10μl
dNTP 混合液	0.8μl
Taq	DNA 聚合酶
无菌双蒸水	至 100μl

加 100μl 石蜡油,防止样品水分蒸发。

(2) 将反应管置于 PCR 扩增仪中,94℃变性 3min,然后按 94℃变性 30s→55℃退火 30s→72℃延伸 1min,循环 35 次后,72℃延伸 5min。

(3) 反应完成后,取 10μl PCR 扩增液,加至 2% 琼脂糖凝胶中进行电泳,30 ~ 60 min 后,置紫外线分析仪下观察扩增结果。

【思考题】

(1) PCR 的基本原理是什么?

(2) 如何对 RNA 材料进行 PCR 扩增?

第三章　人体寄生虫学

实验一　总论　线虫(1)

一、人体寄生虫学实验须知

【目的】

(1) 加深和巩固课堂讲授内容。通过实验可以巩固和加深对医学寄生虫学理论知识的理解,掌握和熟悉寄生虫的形态结构。

(2) 初步掌握寄生虫学的基本操作技能,掌握实验观察的基本方法。

(3) 培养实事求是的科学作风和独立工作能力,为今后从事寄生虫病的诊断、防治和科研打下良好的基础。

【要求】

(1) 实验前做好预习,明确实验目的和内容。实验时要认真,操作要正规。

(2) 进实验室一律穿白大衣。每位学生必须严格遵守实验室规则。不得迟到、早退和无故缺席。有病或有事应向任课教师请假。实验室内要保持清洁、肃静,关闭手机,禁止吸烟、大声讲话和随便走动,以免影响他人实验。

(3) 要爱护显微镜和标本。实验前,要认真检查所用仪器、器材、标本等是否完好、齐全,如有缺损应及时向指导教师报告,不得随意调换仪器、标本等。使用油镜后务必将镜头擦干净。实验过程中如遇实验物品损坏或遗失,应立即报告教师,并按学校规定进行适当赔偿。

(4) 示教标本不得随意移动,镜下示教标本只在必要时调节光源和微调,以免影响其他学生观察。

(5) 作业要在规定时间内完成。绘图应力求正确、客观。写报告要简明扼要、重点突出、字迹清楚。

(6) 实验完毕,显微镜和标本放回原处,玻璃器皿要洗净。每次实验应安排卫生值日,关好门、窗、水、电后离开。

【步骤】

1. 预习　在课前,应认真预习实验指导以及教材的相关章节,必须对该次实验的目的要求、实验内容、操作方法有一定的了解。

2. 观看录像、示教　实验开始,一般先看录像,以便对实验内容有概括了解。每次实验都有示教内容,其目的是让学生在实验课的有限时间内有更多的观察机会。

3. 讲解　教师一般仅对该实验内容的安排及注意事项进行讲解,让学生有充分的时间按实验指导的要求进行独立操作与观察。

4. 自己观察和操作　由学生自己进行观察和操作。在实验中要按实验指导认真操作,仔细观察,有问题举手提问。有关基本技能的训练,要按操作程序反复练习,以达到一定的熟练程度。

5. 实验报告　实验报告必须强调科学性,实事求是地记录、绘制。在实验结束时,由学习委员将实验报告按学号排序,呈交教师。实验报告不要丢失。

6. 总结　实验结束后,由师生共同总结本次实验的主要收获、今后应注意的问题。提示下次实验课内容。

【实验报告绘图要求】

绘图是为了帮助学生准确地掌握寄生虫的形态结构,也是实验基本技能训练之一,因此绘图时应注意以下几点:

(1) 实验前应准备好实验报告纸和绘图笔(HB 铅笔、红蓝铅笔等),不宜用圆珠笔或钢笔绘图。

(2) 绘图时应先认真观察标本,注意标本的长宽比例及其内部结构的位置、主要形态特征,力求准确;应特别注意不同标本的比例。

(3) 根据标本的特点,选择不同的绘图方法,一般虫卵用铅笔绘点、线图,疟原虫可用彩色铅笔绘图。

(4) 作图要求画面整洁、字迹清楚,用中文或英文标注结构时,在水平指示线后标注名称,横列书写,标本的名称一律写在图的下方。

二、光学显微镜的使用方法

普通光学显微镜由机械部分、照明部分和光学部分三部分组成。

【操作步骤】

(1) 移动显微镜时,右手握紧镜臂,左手托住镜座,轻轻放在实验台上。将显微镜置于操作者前方略偏左侧,旋转粗调节器,使物镜与载物台距离略拉开。再旋转物镜转换器,将低倍镜对准载物台中央的通光孔。

(2) 用低倍镜对光。将标本放在载物台上,用弹簧夹夹好,打开光圈,上升聚光器,调节反光镜;如光源为自然光源,应用平面反光镜,如为人工光源则用凹面镜。双眼向目镜内观察,直到视野内光线明亮均匀为止。

(3) 在低倍镜下找到清晰物象后,将待观察目标移至视野中央,转换高倍镜,开大光圈,小心旋转细调节器,至物象清晰。

(4) 使用油镜时,同样将待观察的目标移至视野中央,将高倍镜移开,在标本片上加一滴镜油,以肉眼从侧面观察,使油镜头浸入油滴中,此时光线宜强,须将光圈全部打开,升高聚光器。慢慢旋转细调节器,直至物象清晰。

(5) 油镜使用完毕,下降载物台,把油镜头移开,取下标本,把镜头和标本片擦净。

【放大倍数的计算】　用目镜的放大倍数乘上物镜的放大倍数即是该透镜组的放大倍数。例如:目镜上为“10×”,低倍物镜上为“10”,则该低倍透镜组的放大倍数为 10×10 = 100 倍。高倍物镜上刻有“40”,油镜头上为“100”,则高倍透镜组的放大倍数为 40×10 = 400 倍,油镜透镜组的放大倍数为 100×10 = 1000 倍。

【注意事项】

(1) 粗细调节器要配合使用,细调节器是显微镜最精细脆弱的机械部分,旋转一圈才使筒镜上升或下降 0.1mm,因此只能做往复的转动,不能单方向过度旋转。

(2) 使用显微镜时须调节聚光器和光圈,以取得适当的亮度,观察颜色较浅或无色的标本时,光线宜弱,此时可将聚光器降低,光圈缩小;观察颜色较深或染色的标本时,光线宜强。

(3) 观察带有液体的标本时要加盖玻片,避免液体污染物镜头。并注意不能将物镜头压到盖片上,以免压碎标本、损坏镜头。

(4) 显微镜的光学部件不可用手指、纱布等粗糙物擦拭,只能用擦镜纸擦拭。

(5) 凡具有腐蚀性和挥发性的化学试剂和药品,如酸类、碱类、碘、乙醇等都不可与显微镜头接触,如有不慎接触时,应立即擦拭干净。

(6) 油镜使用完毕,下降载物台,把油镜头移开,取下标本,把镜头和标本片擦净。

【显微测微器的使用方法】

(1) 显微测微器主要包括目镜测微尺和镜台测微尺。目镜测微尺是一直径为 20mm 圆形玻璃片,在一定的长度内,刻出 100 个小格。镜台测微尺是一张特制的载玻片,其上面刻有直线刻度。一种是将 1mm 或 2mm 划分为 100 或 200 个小格,每小格为 10μm(0. 01mm);另一种是将 2mm 划分为 20 格,每格为 100μm(0. 1mm),在 2 mm 的一端另将 0. 2mm 划分为 20 小格,每小格 10μm(0. 01mm),其总长度为 2. 2mm。

(2) 记录所用显微镜的牌号、目镜与物镜的倍数。用目镜测微尺测得物镜测微尺的格数。

(3) 使用时将目镜测微尺装在接目镜光阑上,以正面数字放置(有刻度的一面朝下),再装上接目镜的镜片。

(4) 目镜测微尺的标定方法是:将镜台测微尺夹于载物台上,调焦,直至看清镜台测微尺的刻度。转动目镜,使目镜测微尺左端的刻线与镜台测微尺左端的刻线直线重叠,然后从左到右找出两个微尺的另一重叠线。

(5) 分别记录两条重线之间的格数,求出目镜测微尺每小格的格值(例如:目镜测微尺 52 小格为 700μ,则目镜测微尺每小格格值为 700μ÷52=13. 45μ)。

为减少测量误差,对目镜测微尺的格值应测量 3 次,求其平均值。

三、线 虫 概 述

线虫属线形动物门的线虫纲(Class Nematoda)一般为线样圆柱形,不分节,两侧对称。雌雄异体,雄虫一般较雌虫为小,尾部向腹面卷曲或有伞状交合附器,雌虫尾部较直。其消化道为管形。体壁可分角皮层、皮下层和肌层。在体壁和消化道之间的间隙无体腔膜,故名原体腔,其中充满液体,生殖器官浸浴其中。原体腔液不仅为虫体营养物质、氧及代谢产物的交换场所,而且因具有流体静压特点而有支架功能,在线虫生理上有重要作用。

常见或致病的约有 10 余种,如钩虫、丝虫、蛔虫、旋毛虫、鞭虫、蛲虫、结膜吸吮线虫、美丽筒线虫、棘颚口线虫、粪类圆线虫等。

四、似蚓蛔线虫

似蚓蛔线虫(*Ascaris lumbricoides*)简称蛔虫(round worm),是寄生于人体肠道的最大线虫,成虫寄生于小肠上段,可引起蛔虫病(ascariasis)和严重并发症。

【学习要点】 蛔虫寄生在人体小肠内。虫卵随粪便排出,在外界发育为感染期卵,被人食入后,幼虫在小肠里孵出,侵入肠壁静脉血管,移行至肺、气管、咽,再回到消化道发育为成虫。其形态为圆柱形,活时肉红色,死后为灰白色。两端尖细,体表光滑有横纹。雌虫较大,尾端尖细而直,雄虫尾端向腹面卷曲。

【目的要求】

(1) 掌握蛔虫卵(受精卵、未受精卵、脱壳卵)的形态特征。

(2) 认识蛔虫成虫的形态特征。

(3) 了解蛔虫的寄生部位、感染阶段和感染方式。

(4) 掌握粪便直接涂片检查法的操作步骤。

【项目与方法】

1. 教学录像　《蛔虫》。

2. 自己观察　取蛔虫卵玻片标本,用低倍镜寻找蛔虫卵,将虫卵移到视野的中心,然后换高倍镜观察(图 1-3-1)。

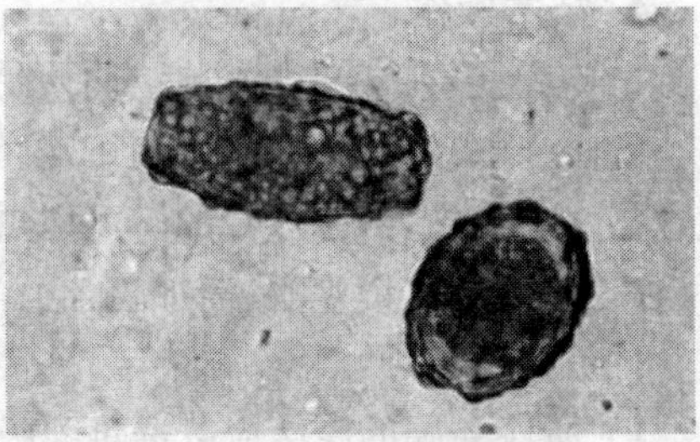

图 1-3-1　左上为未受精蛔虫卵,右下为受精蛔虫卵

(1) 受精卵:宽椭圆形,棕黄色,约 60μm×45μm。卵壳厚,外被凹凸不平的蛋白质膜,内含一个圆形的卵细胞,在新鲜标本内卵细胞的两端与卵壳之间各有一新月形空隙。

(2) 未受精卵:长椭圆形,卵壳较薄,外被凹凸不平的蛋白质膜,内含反光较强的卵黄颗粒。

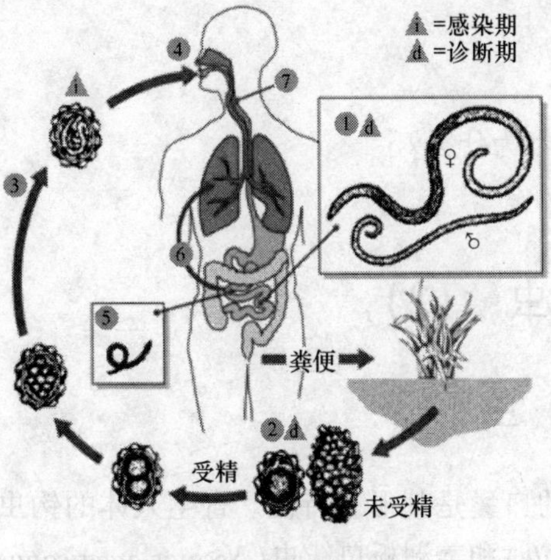

图 1-3-2　蛔虫生活史

(3) 脱蛋白质膜受精蛔虫卵:蛔虫卵有时由于物理或化学的因素,将外层蛋白质膜脱掉,成为脱蛋白质膜蛔虫卵,无色透明,卵壳光滑,易与钩虫卵相混淆,应注意鉴别,以免误诊。

3. 示教

(1) 蛔虫成虫:用肉眼观察,应注意其外形、大小、颜色、雌雄的区别等。

成虫为长圆柱形,活时呈淡黄红色,死后为灰白色。虫体的两侧各有一条白色的侧线。前端有唇瓣三片,呈"品"字形排列。雄虫较小,尾端向腹面弯曲。雌虫较大,尾部直,在前中 1/3 交界处腹面有一生殖孔。

(2) 蛔虫生活史(瓶装标本)注意成虫的寄生部位、感染阶段和感染方式(图 1-3-2)。

(3) 蛔虫含蚴卵:是蛔虫的感染阶段,注意卵内含有一条盘曲的幼虫。

(4) 蛔虫唇瓣(侧面和顶端观),注意三片唇瓣的排列方式。这是蛔虫的特征之一,是鉴别蛔虫童虫的一个重要依据。

(5) 眼蛔虫病一例(童虫自眼泪囊内钻出)。

患儿,女,1 岁,因发热,咳嗽 3 天而入市立儿童医院。

住院期间,某早晨家长发现患儿右眼泪小点处,有一小白虫露出,正在蠕动,随即赴市立第二医院眼科急诊。

既往史:患儿在数日前曾呕吐出一些白线样的虫子,当时除口腔外,鼻腔中亦有数条。

检查:患儿神志清醒,右眼泪小点处有一白色虫体,一端露在外面,粗约 1mm,露出部分长约 5mm，不停地摆动。

处理：用两把镊子接力式地自泪小点处缓缓拉出，共取出两条长 7 ~ 8mm、粗约 1.5mm 的白色小虫。

诊断：经鉴定为蛔虫的童虫（钻入眼泪囊内）。

(6) 一大缸蛔虫（304 条）从一个 6 岁蛔虫性肠梗阻患儿肠中取出的标本。

(7) 胆囊内蛔虫残体：注意蛔虫在胆囊内被消化后残余的虫皮。

4. 技术操作

(1) 粪便直接涂片法：此法简便易行，临床常用，适于检查蛔虫卵、鞭虫卵等。

方法步骤：滴生理盐水一滴于洁净的载玻片，用竹签或牙签挑取绿豆大小的粪便块，在生理盐水中涂抹均匀；涂片的厚度以透过涂片隐约可辨认书上的字迹为宜。一般在低倍镜下检查，如用高倍镜观察，需加盖片。

(2) 注意事项

1) 所涂粪膜的厚度应以透过粪膜隐约可见印刷字迹为宜，如粪膜过厚，影响透光，妨碍观察，而过薄又影响虫卵的检出率。观察前粪膜上加一盖片，以防污染镜头。

2) 应注意虫卵与粪便中异物的鉴别。虫卵都具有一定形状和大小；卵壳表面光滑整齐，具固有色泽；卵内含卵细胞或幼虫。

3) 观察完毕，将涂片先用水冲去粪便，并投入来苏水（甲酚皂水溶液）中浸泡消毒。

【作业】

绘图：①受精蛔虫卵；②未受精蛔虫卵。

【思考题】

(1) 粪便检查是否可以诊断所有的蛔虫感染？为什么？

(2) 蛔虫卵蛔甙层的生理意义是什么？

实验二　线　虫　(2)

一、钩　虫

钩虫（hookworm）是钩口科线虫的统称，发达的口囊是其形态特征。寄生人体的钩虫主要有两种：十二指肠钩口线虫（*Ancylostoma duodenale*）和美洲板口线虫（*Necator americanus*）。

【学习要点】 钩虫寄生于人体小肠里。虫卵随粪便排出体外，在泥土里适宜条件下杆状蚴孵出并发育到感染期-丝状蚴，钻入人体皮肤，幼虫随血流至肺、气管、咽，再回到小肠而发育为成虫。传播途径与鲜粪施肥及耕作方式有关。十二指肠钩虫与美洲钩虫的成虫形态有显著差别，而虫卵相似。

【目的要求】

(1) 掌握钩虫卵的形态特征，并注意与脱蛋白质膜受精蛔虫卵的区别。

(2) 掌握两种钩虫成虫的形态特征，并能识别它们。

(3) 了解钩虫在人体的寄生部位、感染阶段和感染方式。

(4) 掌握饱和盐水漂浮法查虫卵的操作步骤。

【项目与方法】

1. 教学录像　《钩虫》。

2. 自己观察 钩虫卵玻片标本：钩虫卵椭圆形，壳薄透明，大小与受精蛔虫卵相仿，卵内含4～8个细胞，在便秘者的粪便里，卵细胞可分裂至桑椹期或已发育为一条幼虫。

先以低倍镜找到虫卵（寻找虫卵时应将光线调弱），将卵移至视野的中心，然后换高倍镜观察，见图1-3-3、图1-3-4。

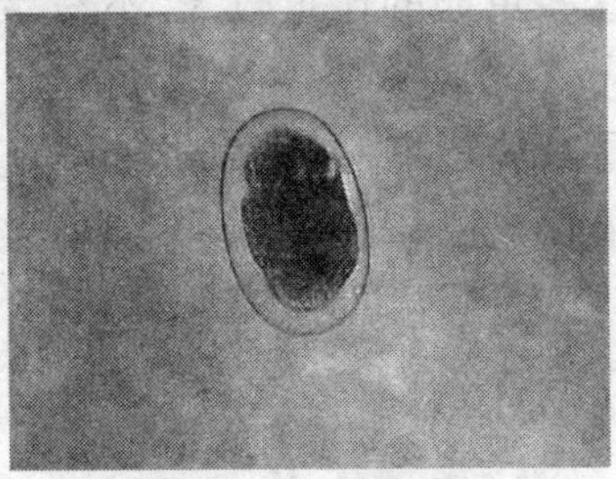

图1-3-3 钩虫卵

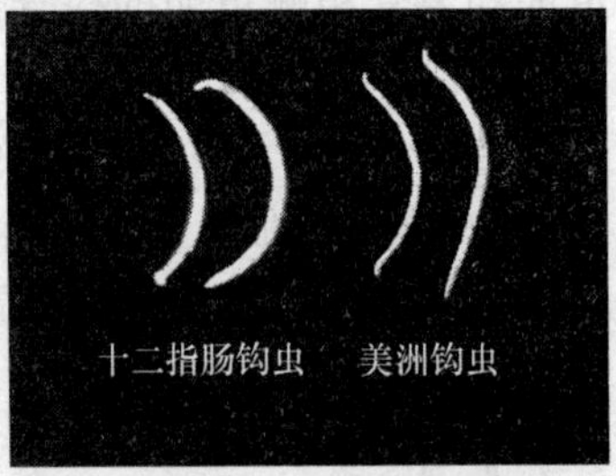

图1-3-4 钩虫成虫

3. 示教

（1）钩虫卵。

（2）脱蛋白质膜受精蛔虫卵易与钩虫卵相混淆，应注意鉴别，其区别点见表1-3-1。

表1-3-1 脱蛋白质膜受精蛔虫卵与钩虫卵的鉴别

鉴别点	脱蛋白质膜蛔虫卵	钩虫卵
卵壳	较厚	较薄
卵细胞	1个	4～8个
壳与卵细胞间的空隙	在卵细胞两端各有新月形空隙	在卵细胞周围均有空隙

（3）钩虫成虫玻片标本：成虫体细长，体壁略透明，前端微向背侧仰，有一发达的口囊，口囊腹侧缘有钩齿或板齿。雌虫尾端直。雄虫尾端膨大，其角皮后延形成交合伞，有交合刺一对。两种钩虫成虫主要鉴别点见表1-3-2。

表1-3-2 两种钩虫成虫的鉴别

鉴别点	十二指肠钩虫	美洲钩虫
大小	较大 ♀虫1cm左右，♂虫小于1cm	较小
体态	前端与后端均向背侧弯曲，呈"C"字形	前端背侧弯曲，后端向腹侧弯曲，呈"S"形
口囊	腹侧缘有两对钩齿	腹侧缘有一对半月形板齿
♂虫交合刺	两根、末端分开	两根、末端合并成一倒钩
♀虫尾刺	有	无

注：♀代表雌虫；♂代表雄虫

（4）钩虫成虫寄生在肠黏膜的大体标本，注意钩虫用牙咬住肠黏膜的情况。

（5）钩虫丝状蚴为钩虫第三期幼虫，具有感染性，又称感染期幼虫，口腔已封闭，食管变长，虫体尾端尖细，体外常披有第二期杆状蚴脱下的旧皮。

（6）钩虫生活史（瓶装标本），注意钩虫在人体的寄生部位、感染阶段和感染方式。

（7）钩虫病患者的特殊症状——异嗜症。

严重的钩虫病患者可伴有异嗜症，喜吃生米、头发、花生皮、纸屑、木炭、土块、瓦块等物。

(8) 示范钩蚴培养法：具体方法详见理论教材实验诊断技术操作部分。

4. 技术操作

(1) 饱和盐水漂浮法：利用饱和盐水比重大的原理，使虫卵浮聚于液面，以提高检出率。此法不适于吸虫卵和未受精蛔虫卵的检查，因这些虫卵的比重较大，不易浮起。方法和步骤如下：

用竹签取黄豆粒大小的粪便置于漂浮杯(高 3.5cm，直径约 2cm 的圆形直筒瓶)中，加入少量饱和盐水调匀，再慢慢加入饱和盐水到液面略高于瓶口，但不溢出为止。此时在杯口覆盖一载玻片，静置 15min 后，将载玻片提起并迅速翻转，镜检(图 1-3-5)。

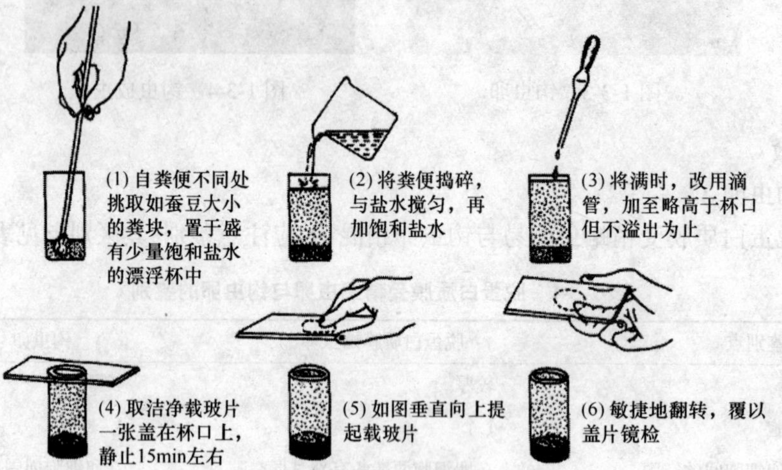

(1) 自粪便不同处挑取如蚕豆大小的粪块，置于盛有少量饱和盐水的漂浮杯中
(2) 将粪便捣碎，与盐水搅匀，再加饱和盐水
(3) 将满时，改用滴管，加至略高于杯口但不溢出为止
(4) 取洁净载玻片一张盖在杯口上，静止15min左右
(5) 如图垂直向上提起载玻片
(6) 敏捷地翻转，覆以盖片镜检

图 1-3-5　饱和盐水浮聚法

(2) 饱和盐水配制：将食盐徐徐加入盛有沸水的容器内，不断搅动，直至食盐不再溶解为止。

(3) 注意事项

1) 查钩虫卵时粪便应新鲜，因钩虫卵在适宜的温度下，经 1 ~ 2d 就可孵出幼虫。

2) 粪便量不宜过少，一般约枣核大小。

3) 缓慢滴加饱和盐水至液面略高出杯口，以不溢出为度。

4) 翻转玻片时，勿将粪液滴落，以免影响检出率。

二、蠕形住肠线虫(蛲虫)

蠕形住肠线虫(*Enterobius vermicularis*)又称蛲虫(pinworm)，可引起蛲虫病(enterobiasis)，呈世界性分布，儿童感染较为普遍。

【学习要点】 蛲虫寄生在人体大肠及小肠下部，雌虫在肛门周围产卵，卵经短时间发育为感染性卵，主要经口而使人感染，亦可自身感染。

【目的要求】

(1) 掌握蛲虫卵的形态特征。

(2) 掌握蛲虫成虫形态特征。

(3) 了解蛲虫的寄生部位、产卵方式以及用透明胶纸检查蛲虫卵的方法。

【项目与方法】

1. 自己观察

（1）蛲虫卵玻片标本：蛲虫卵柿核形，一面凸出，一面扁平，卵壳厚，无色透明，卵内含有一条幼虫（图 1-3-6）。因虫卵无色透明，故应将光圈缩小，以便于寻找，找到后移至视野的中心，换高倍镜观察。

（2）蛲虫成虫玻片标本：肉眼观察成虫，注意其大小、形状及颜色等。

2. 示教

（1）蛲虫头部（玻片标本）：蛲虫无论雌雄，其前端有颈翼（图 1-3-7），食道末端有食道球，这两个结构是鉴定蛲虫的重要依据。

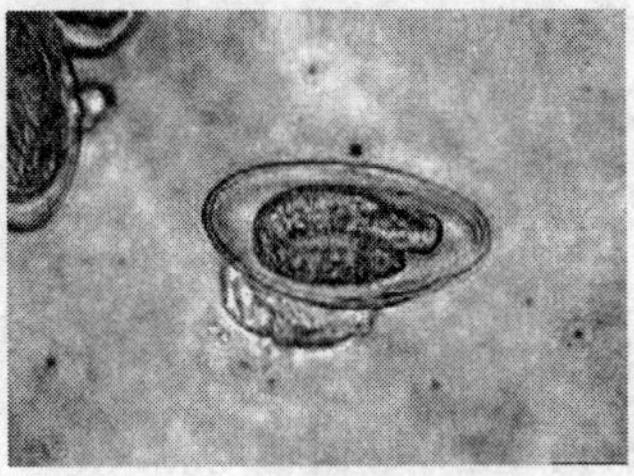

图 1-3-6 蛲虫卵

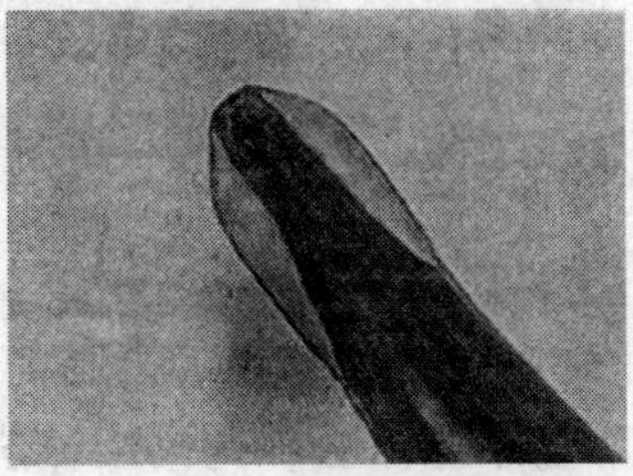

图 1-3-7 蛲虫成虫前端（示颈翼）

（2）蛲虫的生活史（瓶装标本）：注意蛲虫的寄生部位、感染阶段和感染方式。

（3）蛲虫卵（透明胶纸法）：注意虫卵内已含有发育成熟的幼虫，这种虫卵具有感染性。

3. 技术操作 透明胶纸检查蛲虫卵，方法简便易行（详见理论教材实验诊断技术操作部分），但应注意下列几点：

（1）检查时应使受检者的肛门充分暴露，肛周皮肤皱褶尽量展平。胶面应紧贴肛周皮肤。

（2）检查完毕应彻底洗手，以免虫卵污染手指而误食。

（3）镜检时应调暗光线，注意蛲虫卵与气泡的区分。

三、毛首鞭形线虫（鞭虫）

【学习要点】 毛首鞭形线虫（*Trichuris trichiura*）又称鞭虫，成虫主要寄生于人体盲肠内，虫卵随粪便排出体外，在外界适宜条件下发育为感染期卵，被人吞食后，幼虫在小肠内孵出，经移行至盲肠发育为成虫。

【目的要求】

（1）掌握鞭虫卵和成虫的形态特征。

（2）了解其生活史。

【项目与方法】

1. 自己观察 鞭虫卵玻片标本：比蛔虫卵小，呈腰鼓形，黄褐色，卵的两端各有一个透明结节，卵内含一个未分裂的卵细胞（图 1-3-8）。

2. 示教

（1）鞭虫成虫（瓶装标本）：成虫形似马鞭，前段纤细，后段较粗，雌虫尾部钝直，而雄虫尾部向腹面卷曲（图 1-3-9）。

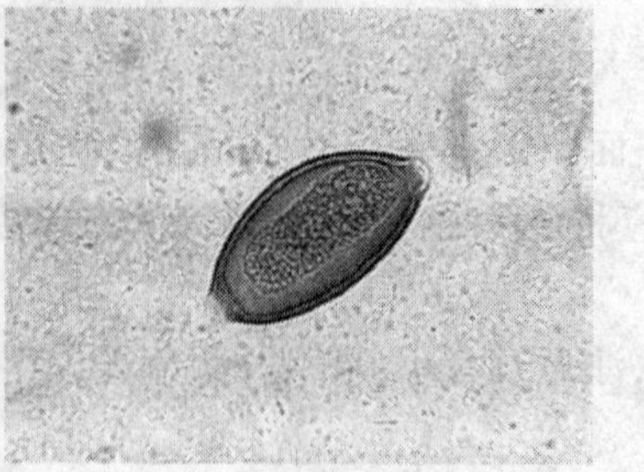

图 1-3-8　鞭虫卵

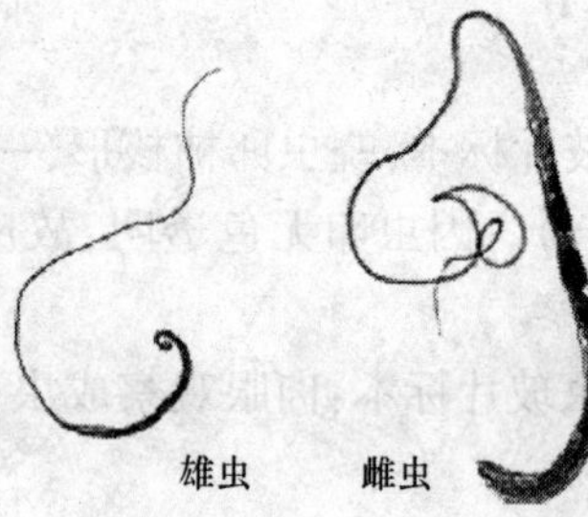

图 1-3-9　鞭虫成虫

（2）鞭虫的生活史：注意鞭虫的寄生部位、寄生方式、感染阶段和感染方式。

【作业】

绘图：①钩虫卵；②蛲虫卵；③鞭虫卵。

【思考题】

（1）比较两种钩虫的形态（十二指肠与美洲钩虫）区别。

（2）比较饱和盐水漂浮法和钩蚴培养法诊断钩虫感染的优缺点。

（3）钩虫卵计数在临床上与流行病学上有什么意义？

（4）怎样发现钩虫感染者？怎样确定所感染钩虫的种类？漂浮法检查钩虫卵的原理是什么？

（5）为什么蛲虫病诊断不用粪便检查？

（6）在肛门拭子检查未发现蛲虫卵时，还可用什么方法？

（7）蛲虫感染的流行病学特点是什么？

（8）鞭虫的成虫及卵形态有何突出的特征？

（9）钩虫、蛔虫和鞭虫的生活史有何异同点？

实验三　线　虫　(3)

一、班氏吴策线虫及马来布鲁线虫

我国仅有班氏吴策线虫（*Wuchereria bancrofti*，简称班氏丝虫）和马来布鲁线虫（*Brugia malayi*，简称马来丝虫）。

【学习要点】 班氏丝虫及马来丝虫寄生在人体淋巴系统内，雌虫产出微丝蚴，夜间出现于外周血液中。幼虫在中间宿主蚊体内发育为感染期幼虫后，通过蚊的叮咬经皮肤而使人感染。

【目的要求】

（1）认识微丝蚴的一般形态，掌握班氏微丝蚴和马来微丝蚴的形态区别。

（2）了解淋巴丝虫生活史的基本过程。

（3）了解厚血膜标本的制作和检查方法。

【项目与方法】

1. 教学录像 《丝虫》。

2. 自己观察

（1）班氏微丝蚴玻片标本：班氏微丝蚴经瑞氏或姬氏染色后可观察到其内部结构。先用低倍镜寻找微丝蚴(视野见到的小点是白细胞的残核,细长弯曲的微丝蚴分布其间),然后再换高倍镜观察其内部结构。

微丝蚴呈蛇形,前端钝圆,后端尖细,体外披有一层鞘膜,体内有许多细胞核称体核。前端无体核的部分称头间隙,班氏微丝蚴的头间隙较短,体核圆形,大小相等,粒粒可数,无尾核(图 1-3-10)。

(2) 马来微丝蚴玻片标本:马来微丝蚴头间隙较长,体核椭圆形,大小不等,相互重叠,难以数清,有两粒尾核(图 1-3-11)。

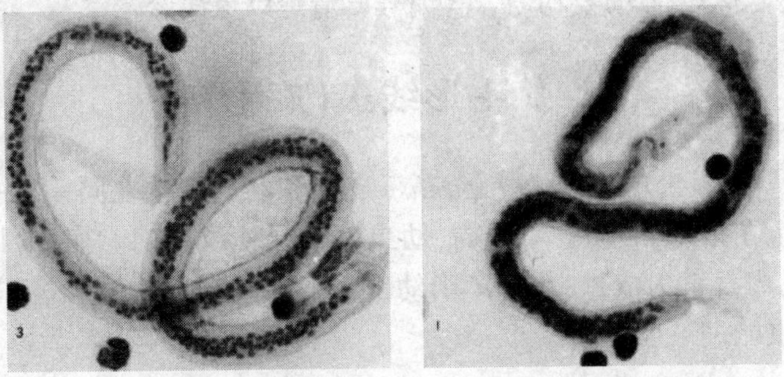

图 1-3-10　班氏微丝蚴　　　　图 1-3-11　马来微丝蚴

3. 示教

(1) 班氏微丝蚴。

(2) 马来微丝蚴:注意与班氏微丝蚴的区别(表 1-3-3)。

表 1-3-3　两种微丝蚴的形态区别

区别点	班氏微丝蚴	马来微丝蚴
大小	较大	较小
体态	弯曲自然,柔和	弯曲不自然,僵直
头间隙	较短,长宽之比为 1∶1	较长,长宽之比为 2∶1
体核	大小相等,粒粒可数	大小不等,相互重叠不易数清
尾核	无	有 2 个

(3) 感染期幼虫:长约 1mm,正从蚊喙内逸出。

(4)丝虫生活史:注意成虫寄生部位、传播媒介(班氏丝虫的传播媒介——淡色库蚊,马来丝虫的传播媒介——中华按蚊)和感染方式。

(5) 丝虫病晚期体征阴囊象皮肿标本——附典型病例。

患者王××,25 岁,山东邹县人,务农,未婚。

病史:于 5 年前(1949 年)在阴囊内发现一结节,此后两侧腹股沟处出现结节,平时无压痛,但劳累后,结节常红肿、疼痛,数日后自愈,呈间歇发作。阴囊及其附近的结节逐渐增大。3 年前阴囊肿大如拳,近 2 年肿大加速,大如篮球。

体检:

淋巴系统:左侧腋下淋巴结肿大如蚕豆,右侧无。两侧腹股沟淋巴结均肿大如蚕豆,无压痛,质软,无粘连。

生殖系统:阴囊肿大如篮球,重约 20 余斤 10kg 左右,已将阴茎包入其内,阴囊皮肤粗糙如象皮。两侧精索均增粗,左侧粗如小指,右侧如示指,表面有小结节。

四肢:无肿胀。

处理:手术治疗(附治疗前与治疗后的照片)。

4. 技术操作

(1) 厚血膜法查微丝蚴:取血应在夜间 9 点以后,次晨 2 点以前。

厚血膜的制作、溶血、固定与姬氏液染色见疟原虫部分。但需取血 3 滴。

(2) 注意事项:①血量要足(3 大滴,约 60mm^3),避免血量少而漏检。②载玻片要干净,涂的血膜边缘要整齐,厚薄要均匀。③编号要清楚以免误诊。

二、旋毛形线虫(旋毛虫)

【学习要点】 旋毛虫(*Trichinella spiralis*)成虫和幼虫寄生在同一宿主体内,不需在外界发育。成虫寄生在猪、鼠等动物小肠内,幼虫寄生在横纹肌内。宿主因食含有活幼虫的肉而感染,在小肠内发育为成虫,雌虫产出幼虫经血循环散布于全身组织、器官,但只有侵入横纹肌内的幼虫能进一步发育。

【目的要求】

(1) 掌握旋毛虫成虫及幼虫的形态特征。

(2) 了解旋毛虫生活史。

【项目与方法】

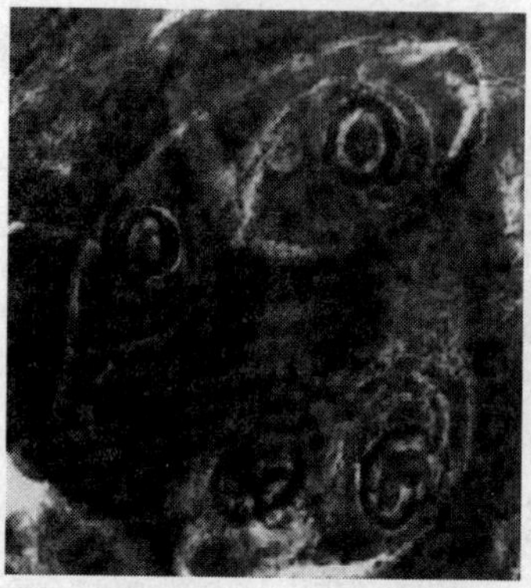

图 1-3-12 旋毛虫幼虫

1. 自己观察 幼虫切片标本:幼虫细长,约 124μm×6μm。在横纹肌内形成梭形囊包,囊内多含 1~2 条幼虫(图 1-3-12)。

2. 示教 成虫:虫体细长,雄虫大小(1.4~1.5)mm×0.04mm,雌虫为 3~4mm。咽管后段的背面由一列圆盘状杆细胞组成。雌雄生殖器官均为单管型。

【作业】

绘图:①班氏微丝蚴;②旋毛虫幼虫(囊包内)。

【思考题】

(1) 用厚血片诊断丝虫感染应注意什么?

(2) 班氏微丝蚴与马来微丝蚴的区别是什么?

(3) 丝虫和旋毛虫的生活史与其他线虫有什么区别?

实验四 吸 虫 (1)

吸虫成虫为雌雄同体(日本血吸虫除外),背腹扁平,两侧对称,呈叶状或舌状(血吸虫雌虫为圆柱形);有口腹吸盘,消化道不完整,有口无肛门。

一、华支睾吸虫

【学习要点】 华支睾吸虫(*Clonorchis sinensis*)寄生于人或猫、狗的肝胆管内,可引起华支睾吸虫病(clonorchiasis)。含毛蚴的虫卵随胆汁排至肠腔,又随粪便排出体外,虫卵入水后被第一中间宿主(沼螺、涵螺或豆螺等)吞食,毛蚴在螺体内孵出,经胞蚴、雷蚴、尾蚴各期发育。尾蚴自螺体逸出,再侵入第二中间宿主淡水鱼内形成囊蚴,人因生食或半生食淡水鱼而感染。猫、狗等为本虫的保虫宿主。

【目的要求】

(1) 掌握华支睾吸虫虫卵和成虫的形态特征。

(2) 了解华支睾吸虫的生活史。

(3) 了解华支睾吸虫对人体的危害和华支睾吸虫病的诊断的方法。

【项目与方法】

1. 教学录像 《华支睾吸虫病》。

2. 自己观察

(1) 华支睾吸虫卵玻片标本:华支睾吸虫卵是最小的寄生人体的蠕虫卵。在低倍镜下其大小和形态似一粒芝麻。高倍镜下如西瓜籽,卵壳较厚,黄褐色,卵的一端有小盖,另一端有一小棘,卵内有一毛蚴(图1-3-13)。

(2) 华支睾吸虫成虫玻片标本:肝吸虫外形如葵花籽状,虫体较薄半透明,前端较细,后端钝圆,虫体大小(10~25)mm×(3~5)mm,镜下见,口吸盘略大于腹吸盘,后者在虫体前端1/5处。口吸盘在虫体最前端,下接咽及短食管,然后分叉,延伸至虫体的末端形成盲端,有口无肛门。雌雄同体,两分枝的睾丸前后排列在虫体的后1/3,染成深红色。卵巢边缘分叶,位于睾丸之前,大而囊状的受精囊在睾丸与卵巢之间,卵巢与腹吸盘之间是盘曲的充满虫卵的子宫,卵黄腺在虫体中部的两侧,染成棕黄色。生殖孔在腹吸盘前方(图1-3-14)。

(3) 鱼肌肉中肝吸虫囊蚴玻片标本:椭圆或圆形,内含幼虫,排泄囊内含微细折光颗粒(图1-3-15)。

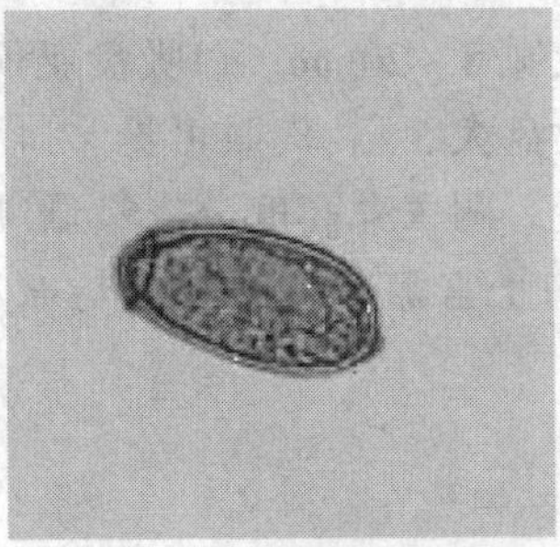

图1-3-13 华支睾吸虫卵

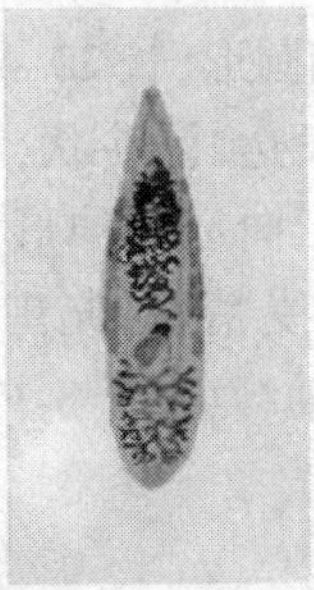

图1-3-14 华支睾吸虫成虫

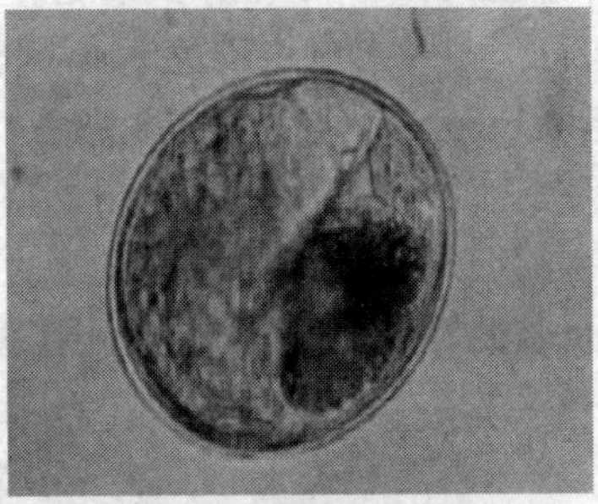

图1-3-15 华支睾吸虫囊蚴

3. 示教

(1) 肝吸虫成虫

1) 自然状态:未染色标本,观察肝吸虫的大小、外形、颜色等。

2) 染色玻片标本:观察体内雌雄生殖系统及消化系统。

(2) 肝吸虫的中间宿主:第一中间宿主豆螺、涵螺及第二中间宿主淡水鱼。

(3) 感染阶段:囊蚴寄生在淡水鱼体内,呈椭圆形,大小约138μm×115μm,囊壁双层,排泄囊明显。

(4) 肝吸虫寄生的猫肝大体标本:注意成虫在肝内的寄生部位、肝的病理变化。

(5) 生活史各期:毛蚴、胞蚴、雷蚴、尾蚴。

(6) 示范:肝吸虫病的诊断方法——粪便氢氧化钠消化法。

4. 技术操作 鱼肉压片检查囊蚴：将感染有华支睾吸虫囊蚴的鲤科淡水鱼(常用麦穗鱼)放在洁净的培养皿内，用小剪刀轻轻刮去鱼鳞，然后用小镊子撕去鱼皮，从鱼背部取肌肉一小块(绿豆粒大小)，放在两玻片间用力压薄，用细线将载玻片两端扎紧，低倍镜下观察囊蚴形态(囊蚴绝大部分分布在鱼体背部及肛区至尾鳍的基部)，注意与其他吸虫的囊蚴(如猫后睾吸虫等)相鉴别。

二、布氏姜片吸虫

【学习要点】 布氏姜片虫(*Fasciolopsis buski*)简称姜片虫，可致姜片虫病(fasciolopsiasis)。该虫寄生在人或猪的小肠内，虫卵随粪便排出体外，毛蚴在水中孵出，侵入第一中间宿主扁卷螺，经过胞蚴、母雷蚴、子雷蚴与尾蚴各期发育，尾蚴从螺体逸出后，在水生植物媒介(如红菱等)的表面形成囊蚴，人因生食菱等水生植物吞入囊蚴而感染。姜片虫病的流行与养猪和水生植物的种植有密切关系。猪是最重要的保虫宿主。

【目的要求】

(1) 掌握姜片虫虫卵和成虫的形态特征。

(2) 了解姜片虫的生活史，注意囊蚴的存在部位。

【项目与方法】

1. 教学录像 《姜片虫与姜片虫病》。

2. 自己观察

(1) 姜片虫卵玻片标本：姜片虫卵是最大的人体寄生蠕虫卵，约135μm×85μm，淡黄色，卵圆形，卵壳薄而均匀，一端有小盖(图1-3-16)，但不明显，刚排出人体时，卵内含有一个卵细胞及20～40个卵黄细胞。

(2) 姜片虫成虫染色标本：外形长椭圆形，长20～75mm，宽8～20mm。口吸盘亚顶位，直径0.5mm。腹吸盘靠近口吸盘，肌肉发达，漏斗状，较口吸盘大5倍，肉眼可见。口下接咽及较短的食道，后分成两肠支呈波浪形向后延伸形成盲囊。两睾丸高度分支呈珊瑚状，前后排列于虫体后部；卵巢在睾丸前，缺受精囊，充满虫卵的子宫盘曲在腹吸盘与卵巢之间，卵黄腺在虫体两侧；生殖孔在腹吸盘前缘(图1-3-17)。

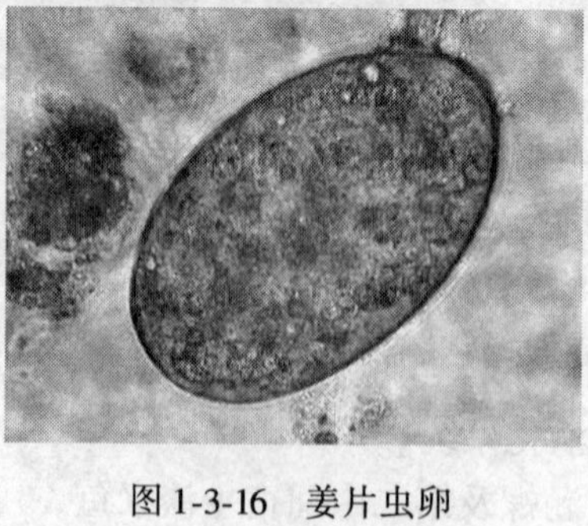

图1-3-16 姜片虫卵

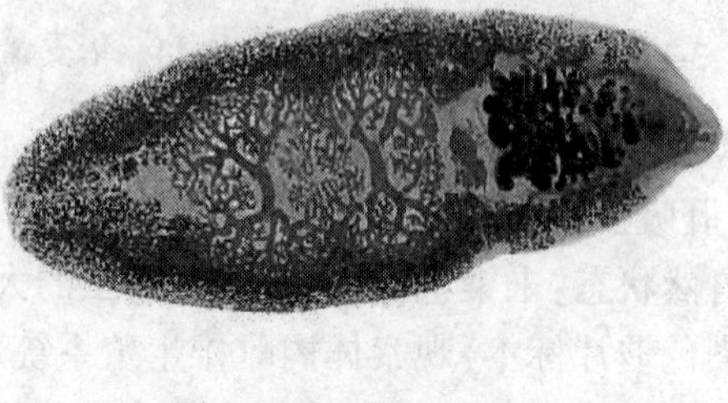

图1-3-17 姜片虫成虫

3. 示教

(1) 姜片虫自然状态：注意其大小、颜色、口吸盘及腹吸盘的位置。活时像生肉片。固定标本像生姜片，边缘深色区为卵黄腺所在，腹吸盘呈小洞穴状，明显可见。

(2) 姜片虫的中间宿主为扁卷螺，传播媒介为水生植物，如红菱、荸荠、茭白等。

(3) 姜片虫生活史各期:毛蚴、胞蚴、母雷蚴、子雷蚴、尾蚴、囊蚴(感染期)。

【作业】

绘图:①华支睾吸虫卵;②姜片虫卵。

【思考题】

(1) 吸虫与线虫在形态、生活史方面的主要区别是什么?

(2) 学习了华支睾吸虫的生活史后,请考虑如何对华支睾吸虫病进行预防?

(3) 影响姜片虫病流行的自然因素和社会因素是什么?请你考虑一下防治措施。

(4) 怎样消除水生植物(可食用或做饲料用)上的囊蚴?

实验五 吸 虫 (2)

一、卫氏并殖吸虫

【学习要点】 卫氏并殖吸虫(*Paragonimus westermani*)也称肺吸虫,成虫主要寄生于人、猫、狗等肺里,虫卵随痰液或粪便排出体外,进入水中发育并孵出毛蚴。毛蚴侵入第一中间宿主川卷螺,经过胞蚴、母雷蚴、子雷蚴与尾蚴各期发育,尾蚴从螺体逸出后,侵入第二中间宿主石蟹或蝲蛄体内发育为囊蚴,人因生食含有囊蚴的石蟹或蝲蛄而感染。

【目的要求】

(1) 掌握肺吸虫卵和成虫的形态特征。

(2) 了解肺吸虫的生活史:成虫主要寄生部位、中间宿主,幼虫的发育阶段、感染阶段(囊蚴)及人感染肺吸虫病的方式。

(3) 熟悉肺吸虫病的诊断方法。

【项目与方法】

1. 教学录像 《肺吸虫病防治》。

2. 自己观察

(1) 肺吸虫卵的玻片标本:肺吸虫卵比蛔虫卵大,大小为(80~118)μm×(48~60)μm,形态变异很大,但基本上为椭圆形,金黄色,最宽处多在近卵盖一端。卵盖大,常略倾斜,但也有缺卵盖者,卵壳厚薄不匀,卵内含有十余个卵黄细胞,从虫体排出时,卵细胞尚未分裂,常位于中央(图 1-3-18)。

(2) 肺吸虫成虫的染色标本:虫体椭圆形,长宽比例为 2∶1,口腹吸盘大小略同,腹吸盘位于体中线之前。消化系统退化,有口无肛门。生殖系统的卵巢、子宫并列于腹吸盘之后,两睾丸并列在虫体后部,生殖器官并列排列为本虫的特征(图 1-3-19)。

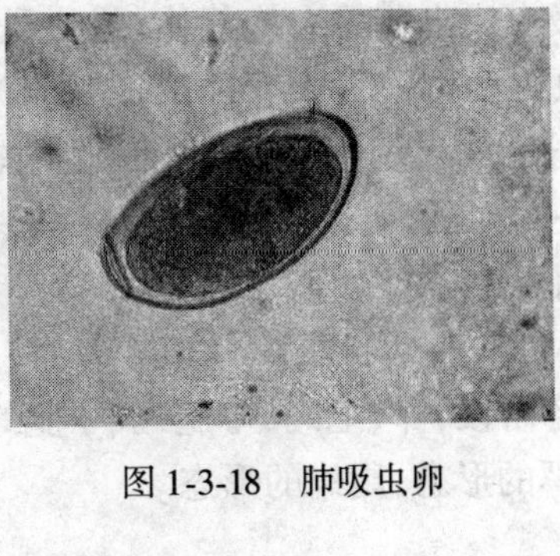

图 1-3-18 肺吸虫卵

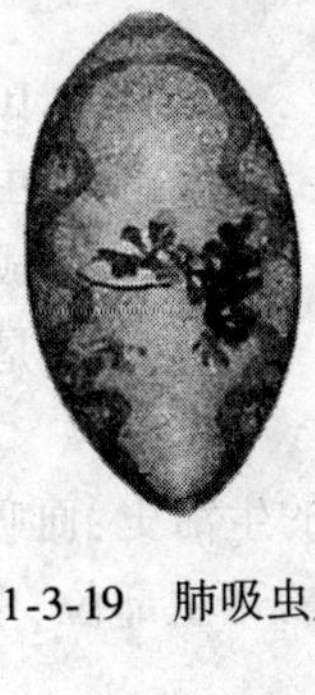

图 1-3-19 肺吸虫成虫

（3）肺吸虫囊蚴玻片标本：低倍镜观察囊蚴为圆形，有内外两层囊壁，囊内可见含有颗粒的排泄囊，还可见到弯曲的肠支。

3. 示教

（1）卫氏并殖吸虫成虫：成虫体肥厚，活时红褐色，半透明，死后灰白色，呈椭圆形，腹面扁平，背面隆起，体长7.5～12mm，宽4～6mm，厚3.5～5mm，形如半粒花生米。

（2）卫氏并殖吸虫的生活史：包括肺吸虫发育的各阶段，注意成虫的寄生部位，第一中间宿主为川卷螺。第二中间宿主为石蟹或蝲蛄，感染阶段为囊蚴。

（3）肺吸虫寄生在肺内的大体标本（瓶装标本）。

4. 技术操作 示范：痰液氢氧化钠消化法检查肺吸虫卵（详见理论教材实验诊断技术操作部分）。

二、日本血吸虫

【学习要点】 日本血吸虫（*Schistosoma japonicum*）寄生于人或其他哺乳动物的门静脉系统中，主要寄生在肠系膜下静脉内，雌虫在肠壁小静脉内产卵，在卵的周围会发生变态反应。虫卵从肠壁溃疡中落入肠腔，随粪便排出体外入水后孵出毛蚴，侵入钉螺，经母胞蚴、子胞蚴与尾蚴各期发育，尾蚴从螺体逸出后，经皮肤侵入人体。部分虫卵随门静脉血流到达肝，在小叶间静脉沿途引起变态反应，致肝硬化。感染方式与人的生活、生产方式有密切关系。

【目的要求】

（1）掌握日本血吸虫成虫和虫卵的形态。

（2）熟悉日本血吸虫的生活史。

（3）了解日本血吸虫病的诊断方法。

【项目与方法】

1. 教学录像 《血吸虫生活史与血吸虫病防治》。

2. 自己观察

（1）血吸虫卵玻片标本：血吸虫卵为卵圆形，淡黄色，略大于蛔虫卵，卵壳薄，无盖。在卵的一侧有一小棘，因虫卵外常附着些污物，小棘常被遮盖不易见到。卵内含有一成熟的毛蚴（图1-3-20）。

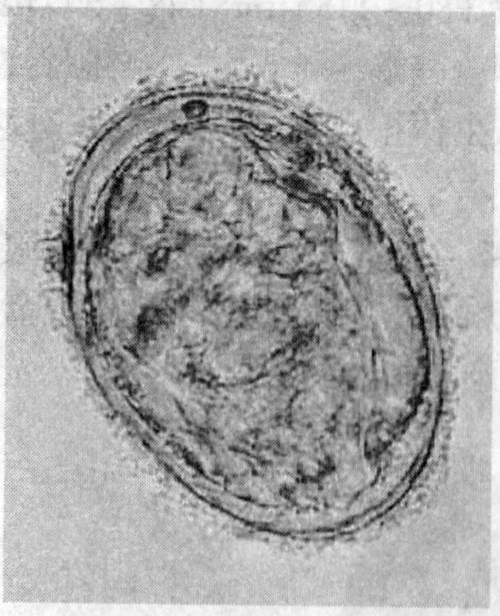

图1-3-20 日本血吸虫卵

（2）尾蚴玻片标本：尾蚴是血吸虫的感染阶段。身体分体部和尾部，尾部分叉为其特征（图1-3-21）。

（3）血吸虫成虫雌雄合抱标本：雄虫乳白色，平均长10～18mm，虫体两侧向腹面卷曲形成抱雌沟。雌虫较雄虫细长，平均长13～26mm，前端尖细，后端较粗，灰褐色。成虫前端有一个口吸盘，其后有腹吸盘一个。雌雄两虫常是合抱状态（图1-3-22）。

3. 示教

（1）日本血吸虫的生活史：血吸虫发育的各阶段，卵、毛蚴、母胞蚴、子胞蚴、尾蚴（感染期）、成虫。注意成虫的寄生部位，中间宿主钉螺的形态，尾蚴的形态。

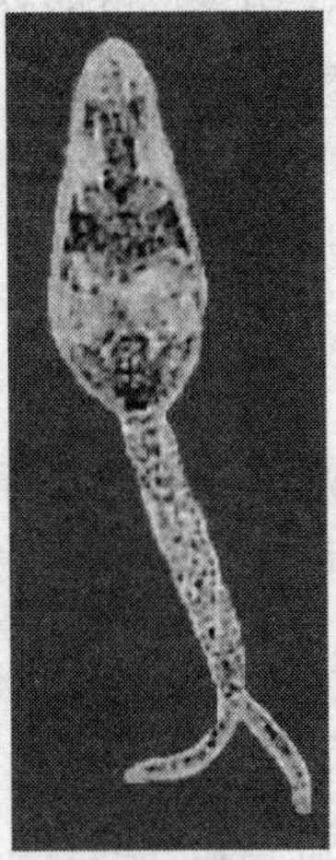

图 1-3-21　日本血吸虫尾蚴

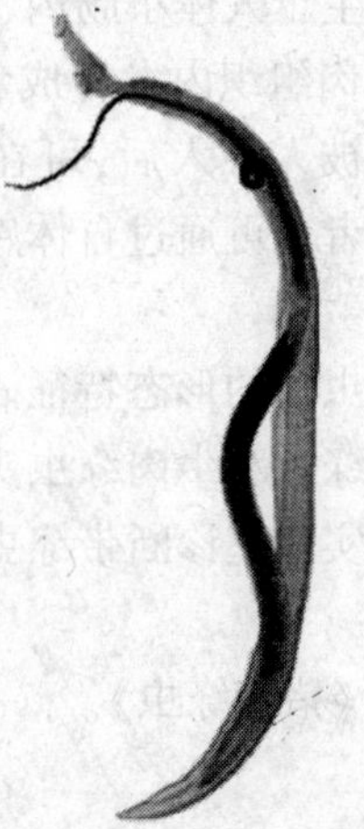

图 1-3-22　日本血吸虫成虫-雌雄合抱

(2) 血吸虫卵沉积在肝的大体标本：虫卵引起兔肝硬化，肝表面可见弥散的灰色虫卵结节。

(3) 血吸虫成虫寄生在肠系膜静脉内的标本（瓶装标本）。

4. 技术操作　示范：血吸虫卵水洗沉淀检查法及毛蚴孵育法（详见理论教材实验诊断技术操作部分）。

【作业】

绘图：①肺吸虫卵；②日本血吸虫卵。

【思考题】

(1) 肺吸虫病的临床表现如何？诊断方法如何？如考虑异位寄生应如何诊断？

(2) 应从哪些排泄物中检查肺吸虫卵？

(3) 通过线虫、吸虫的学习，应如何理解土源性蠕虫与生物源性蠕虫的概念？

(4) 为什么说血吸虫虫卵是血吸虫的主要致病阶段？

(5) 为什么血吸虫病在我国长江流域和长江以南的地区流行？

(6) 你如何理解保虫宿主与动物源性疾病的关系？

(7) 为什么说血吸虫是一种特殊的吸虫？为什么说血吸虫卵是组织性虫卵？该特点在血吸虫的致病作用上有何意义？

实验六　绦　虫

一、带　绦　虫

【学习要点】　带绦虫属于扁形动物门绦虫纲，营寄生生活，背、腹扁平，左右对称，体分节，雌雄同体，每节中均有雌性和雄性生殖器官，没有口和消化道。

链状带绦虫（*Taenia solium*）也称猪肉绦虫、猪带绦虫或有钩绦虫，成虫寄生于人体小肠，引起猪带绦虫病；幼虫寄生于人体皮下、肌肉或内脏，引起囊尾蚴病。

肥胖带绦虫（*Taenia saginata*）又称牛带绦虫、牛肉绦虫或无钩绦虫，与猪带绦虫同属于带科、带属，两者形态和发育过程相似。

带绦虫成虫寄生于人体小肠内，妊娠节片排出体外后破裂，虫卵释出，被中间宿主（猪或牛）吞入，在其肌肉组织内发育成囊尾蚴，食用未煮透的含囊尾蚴的肉可感染，引起绦虫病。猪带绦虫卵如被人吞入后，可在皮下组织和脑、眼等器官内形成囊尾蚴，引起囊尾蚴病。猪带绦虫病患者也可通过自体感染方式，发生囊虫病。

【目的要求】

（1）掌握带绦虫卵的形态特征。

（2）掌握猪带绦虫和牛肉绦虫头节、成熟节片和妊娠节片的形态特征。

（3）初步掌握实验室诊断带绦虫病的方法，并了解带绦虫的致病性。

【项目与方法】

1. 教学录像 《猪带绦虫》。

2. 自己观察

（1）带绦虫卵玻片标本：猪带绦虫卵和牛带绦虫卵极相似，不易区别。卵为圆球形、棕黄色，直径 31 ~ 43μm，胚膜厚，并且有放射状的条纹，卵内含有六钩蚴（图 1-3-23）。

（2）猪带绦虫妊娠节片玻片标本：用肉眼或放大镜观察节片，为长方形，内部主要是分支的子宫，其内充满虫卵。根据子宫侧支的数目可以区分两种带绦虫（猪带绦虫为 7 ~ 13 支，牛带绦虫为 15 ~ 30 支）。所用标本的子宫内由于灌注了绘图墨汁，故子宫分支是墨黑色（图 1-3-24）。

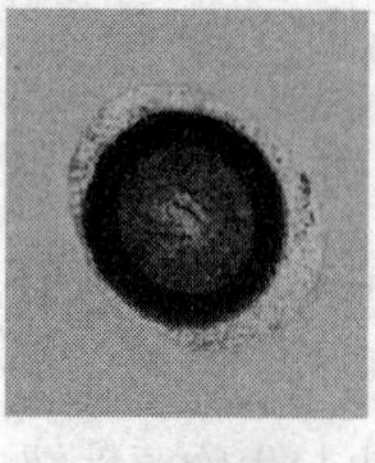

图 1-3-23　带绦虫卵

图 1-3-24　猪带绦虫妊娠节片

（3）猪带绦虫囊尾蚴：为乳白色、半透明的囊，呈椭圆形，黄豆粒大小，虫头凹陷在充满了液体的囊内。教学标本囊尾蚴的头颈部已伸出，头部有顶突和小钩及四个吸盘，结构与成虫头节一样。

3. 示教

（1）两种带绦虫成虫：成虫带状、背腹扁平、乳白色、雌雄同体、身体分有头节、未成熟节片、成熟节片及妊娠节片。两种带绦虫形态鉴别见表 1-3-4、图 1-3-25、图 1-3-26。

表 1-3-4　猪带绦虫和牛带绦虫的主要区别

成虫	猪带绦虫	牛带绦虫
体长（m）	2 ~ 4	4 ~ 8
头节	直径约 1mm，有顶突和小钩	直径约 2mm，无顶突和小钩
节片数	800 ~ 1000	1000 ~ 2000
妊娠节片	子宫分支不整齐、每侧 7 ~ 13 支	子宫分支整齐、每侧 15 ~ 30 支
节片脱落情况	数节在一起，常被动排出	常常单节主动爬出肛门
囊尾蚴	头部有小钩，寄生于猪或人	头部无小钩，只寄生于牛

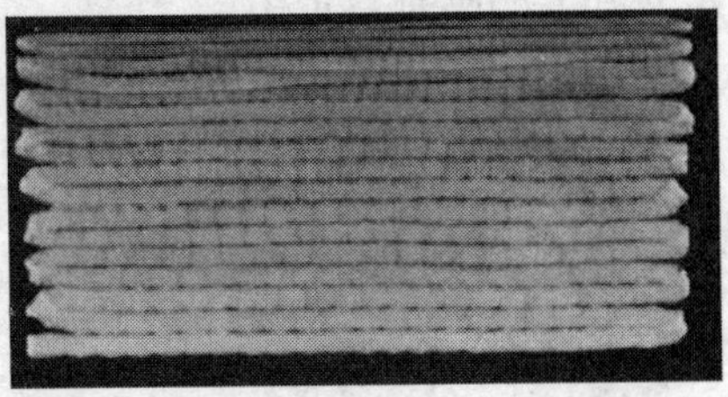
图 1-3-25　牛带绦虫成虫

图 1-3-26　牛带绦虫妊娠节片

（2）两种带绦虫生活史：注意两种带绦虫生活史有何不同。

（3）两种囊尾蚴寄生于肌肉内的大体标本：注意在肌肉内寄生的情况。

（4）两种带绦虫成虫的头节：注意头部的吸盘，有无顶突和小钩。

（5）眼囊虫病病例：阅读眼囊虫病的病例报告并观察自该患者眼玻璃体内取出的两个囊尾蚴的形态。

4. 技术操作

（1）囊尾蚴压片检查法：取新鲜的米猪肉含带绦虫虫卵或囊尾蚴的猪肉，用镊子取囊尾蚴夹于两张载玻片之间，加压把虫体压扁，玻片两端用棉线捆扎，放在低倍镜下进行观察。注意虫头上有无吸盘和小钩。

（2）带绦虫妊娠片检查法——示范。

用镊子从患者的粪便中取出绦虫的妊娠节片，用水洗净后将节片夹于两张载玻片之间，加压将节片压薄，两端用棉线扎紧，将玻片对光观察，检查节片的子宫单侧分支数目。以鉴别虫种。

二、细粒棘球绦虫

细粒棘球绦虫（*Echinococus granulosus*）又称包生绦虫或犬绦虫。成虫寄生于犬科动物小肠内，幼虫（称棘球蚴或包虫）可寄生于人和多种食草动物的组织器官内，引起一种严重的人兽共患病，称棘球蚴病（hydatidosis）或包虫病（echinococcosis）。

【学习要点】　包生绦虫成虫寄生在犬、狼等食肉动物的小肠里。其棘球蚴主要寄生在牛、羊等食草动物内脏中，它们的感染和虫卵污染草原有关系。人因与病犬接触，误食虫卵而得棘球蚴病，成为偶然中间宿主。棘球蚴寄生在人体肝、肺等内脏，生长缓慢。注意棘球蚴的组织结构，在诊断棘球蚴病时应注意哪几方面。

【目的要求】

（1）了解棘球蚴的结构特征及其寄生部位。

（2）了解包生绦虫的一般形态。

【项目与方法】

1. 教学录像　《细粒棘球绦虫》。

2. 自己观察

（1）成虫染色玻片标本：经明矾卡红染色制成，在低倍镜下观察，虫体由 4 ~5 节（头颈节、未成熟节片、成熟节片和妊娠节片）组成。头为梨形，有四个吸盘，有顶突，上有两圈小钩。最后一节是妊娠节片，大部分为子宫占据，子宫向两侧形成袋形分支，内含虫卵（图 1-3-27）。

（2）棘球蚴虫头（棘球砂）：注意虫头的大小及其上的吸盘与小钩。

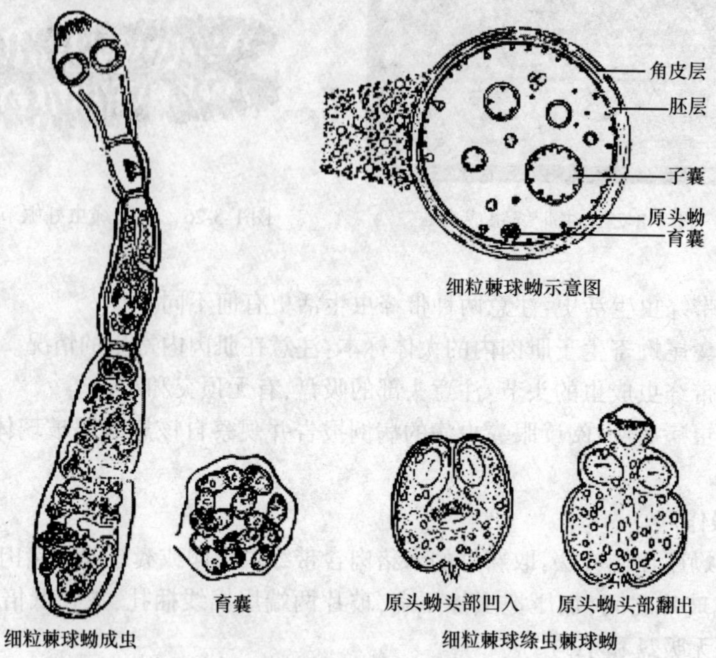

图 1-3-27 细粒棘球绦虫

3. 示教

（1）成虫标本：从被感染的狗肠道内取得成虫，经福尔马林固定后，肉眼观察成虫为乳白色，体小，长 3 ~ 6mm。

（2）病理标本：棘球蚴寄生在骆驼肝。

棘球蚴呈圆球形，大小差别很大，直径可从几毫米到几十厘米，其基本结构如下：

1）囊壁分两层：①外层，透明，为角质层，无细胞核，此层状如厚粉皮，具保护作用。②内层，有许多细胞核，颗粒状，为生发层，由此产生许多的头节及一些幼囊。

2）囊液：无色透明或淡黄色，虫头或子囊可脱离囊壁落入囊液中，称为棘球蚴砂。

【作业】

绘图：带绦虫卵。

【思考题】

（1）两种带绦虫（猪带绦虫和牛带绦虫）在形态和生活史中有哪些区别？两者哪一种对人体的危害大，为什么？

（2）联系包生绦虫的生活史考虑棘球蚴病为何多见于我国西北牧区？

实验七 医学原虫（1）——溶组织内阿米巴和非致病阿米巴

【学习要点】 溶组织内阿米巴（*Entamoeba histolytica*）是一种致病的阿米巴，有滋养体和包囊两个发育时期。基本生活过程是包囊→滋养体→包囊。四核包囊是感染阶段，经口而入，寄生于大肠腔内，以二分裂法繁殖，能形成包囊，随人粪排出体外。在一定条件下，滋养体可侵入大肠壁，或经血流侵入肝、肺等组织，引起病变。

【目的要求】

(1) 掌握溶组织内阿米巴滋养体和包囊的形态特征。

(2) 掌握溶组织内阿米巴与结肠阿米巴的形态鉴别要点。

(3) 学会从粪便中检查溶组织内阿米巴滋养体和包囊的方法。

【项目与内容】

1. 教学录像 《溶组织内阿米巴》。

2. 自己观察

(1) 溶组织内阿米巴滋养体(铁苏木精染色标本):油镜观察,溶组织内阿米巴滋养体大小为 10 ~ 60μm,常含有摄入的红细胞。滋养体借助单一定向的伪足而运动,有透明的外质和富含颗粒的内质,具一个球形的泡状核,直径 4 ~ 7μm,纤薄的核膜边缘有单层均匀分布的大小一致的核周染色质粒(chromatin granules)。核仁小,常居中,其周围围有纤细无色的丝状结构(图 1-3-28)。

(2) 溶组织内阿米巴包囊(铁苏木精染色标本):在低倍镜下寻找包囊,应按顺序在染色较浅的地方寻找,找到后移至视野中心换油镜观察。

包囊为圆球形,外围常无色透明,囊内可见有 1 ~ 4 个细胞核。核圆形,有薄而染成黑色的核膜,膜内缘可见分布比较均匀的染色质粒,核的中央有点状的核仁。在未成熟包囊内可见染成黑色的棒状的拟染色体和空泡状的糖原泡(染色过程中溶解),而成熟包囊常见不到拟染色体和糖原泡(图 1-3-29)。

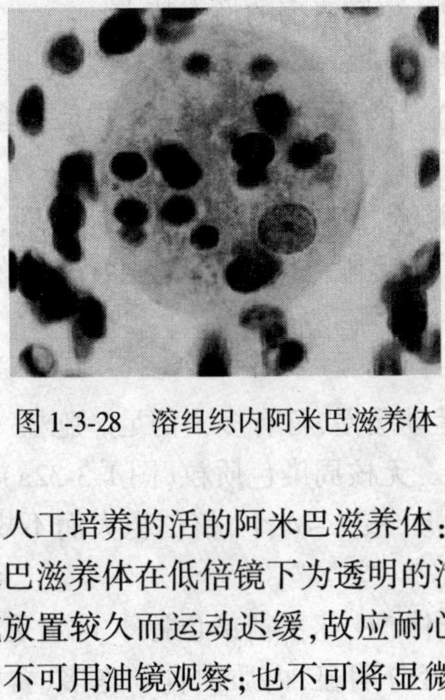

图 1-3-28 溶组织内阿米巴滋养体

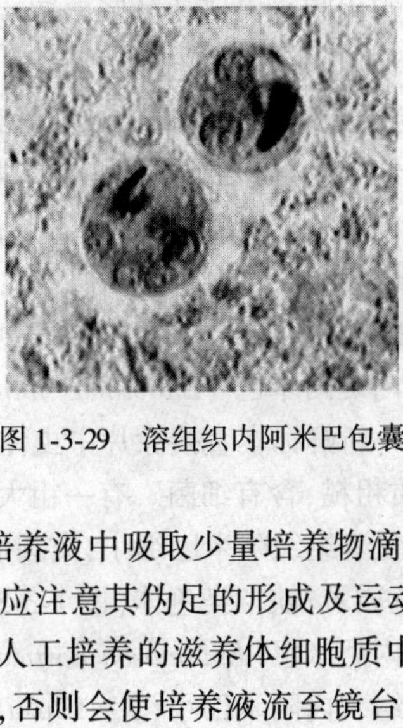

图 1-3-29 溶组织内阿米巴包囊

(3) 人工培养的活的阿米巴滋养体:从人工培养液中吸取少量培养物滴于载玻片上检查。阿米巴滋养体在低倍镜下为透明的活动体。应注意其伪足的形成及运动方式,常因室温较低或放置较久而运动迟缓,故应耐心辨别。人工培养的滋养体细胞质中不含红细胞。此种涂片不可用油镜观察;也不可将显微镜倾斜,否则会使培养液流至镜台上污染镜头和桌面。

(4) 结肠内阿米巴 (*Entamoeba coli*) 包囊(铁苏木精染色标本):结肠内阿米巴是非致病性阿米巴,常与溶组织内阿米巴在一起,故需鉴别。寻找包囊方法同前,然后换油镜观察。它的包囊较溶组织内阿米巴的大,包囊内有 1 ~ 8 个细胞核,8 个核的是成熟包囊。核的特点是:核膜较厚,膜内缘有一层大小不均匀,排列不整齐的染色质粒,核仁大,偏位。拟染色体两端尖锐,呈稻束状。糖原泡空泡状(图 1-3-30)。

(5) 布氏嗜碘阿米巴(*Iodamoeba butschlii*):包囊直径 5 ~ 20μm,以包囊期具有特殊的糖原泡而得名。糖原泡圆形或卵圆形、边缘清晰,常把核推向一侧。碘染糖原泡呈棕色团块,铁苏木精染色为泡状空隙(图 1-3-31)。

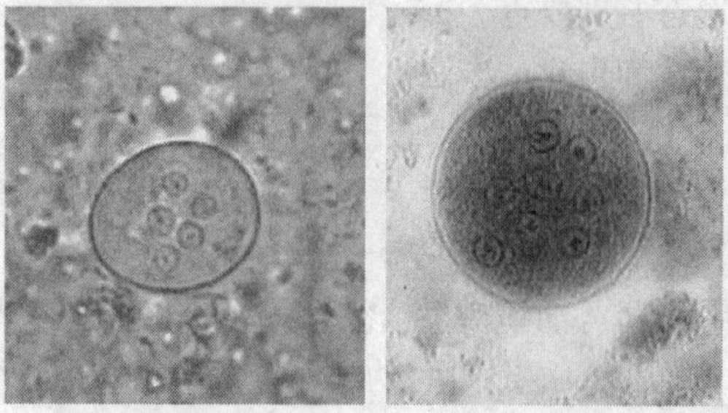

图 1-3-30　结肠内阿米巴包囊

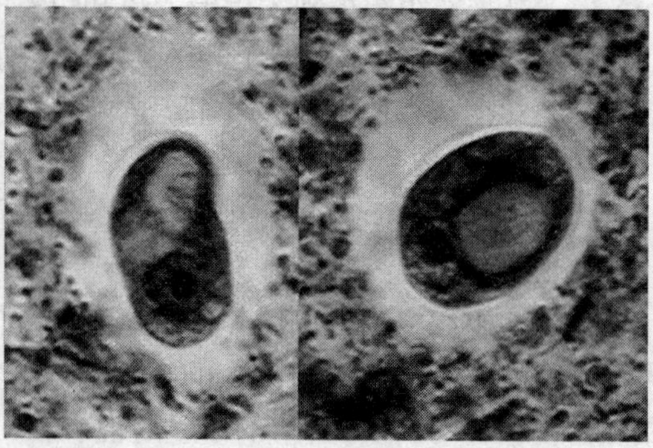

图 1-3-31　布氏嗜碘阿米巴包囊

3. 示教

(1) 溶组织内阿米巴滋养体(铁苏木精染色标本)。

(2) 溶组织内阿米巴包囊(铁苏木精染色标本)。

(3) 夏科雷登晶体(Charcot-Leyden crystal):急性阿米巴痢疾的粪便中常常有无色透明(经铁苏木精染色后呈深蓝色)菱形结晶体出现,在诊断上有一定意义,发现此种结晶,应仔细寻找阿米巴滋养体。

(4) 溶组织内阿米巴所致的肠壁溃疡瓶装标本:注意溃疡的形态特点。

(5) 肠腔溶组织内阿米巴滋养体(铁苏木精染色标本):油镜观察,它是寄生在人的大肠腔内的共生成囊型。直径 7 ~ 20μm(平均 13μm)。内外质区分不明显,内质内食物泡多,含细菌而不含红细胞。核的结构与大滋养体的相同。

(6) 齿龈内阿米巴 (*Entamoeba gingivalis*) 滋养体:虫体小,仅有滋养体时期,直径 5 ~ 15μm,其形态与溶组织内阿米巴相似。内质和外质的界限分明,食物泡内含有细菌、白细胞等物,偶有红细胞。核仁居中,有核周染色粒。

(7) 微小内蜒阿米巴 (*Endolimax nana*)

1) 滋养体:新鲜标本直接涂片中虫体细小。运动缓慢,可有多个伪足。胞核一个,内外质不分明,内质粗糙,含有细菌。有一粗大明显核仁,无核周染色质粒(图 1-3-32a)。

2) 包囊:较溶组织阿米巴细小,类圆形或椭圆形,核 1 ~ 4 个,核仁粗大而不规则,核膜薄,无核周染色质粒,缺拟染色体(图 1-3-32b)。

(8) 哈氏内阿米巴(*Entamoeba hartmani*) 滋养体(铁苏木精染色标本):它是非致病性阿米巴。较溶组织内阿米巴小(3 ~ 12μm)内外质区分明显,内质内食物泡多,含细菌而不含红细胞。细胞核的核周染粒细小,分布不匀,核仁小,居中或偏位(图 1-3-33)。

(9) 迪斯帕内阿米巴(*Entamoeba dispar*)与溶组织内阿米巴形态相同,但不致病。

(10) 布氏嗜碘阿米巴(*Iodamoeba butschlii*) 包囊。

(11) 布氏嗜碘阿米巴滋养体:虫体细小,新鲜标本生理盐水涂片中伪足宽大,运动缓慢。食物泡内含有细菌,染色标本中核仁大而且居中央,核膜内缘的染色质粒不明显(图 1-3-34)。

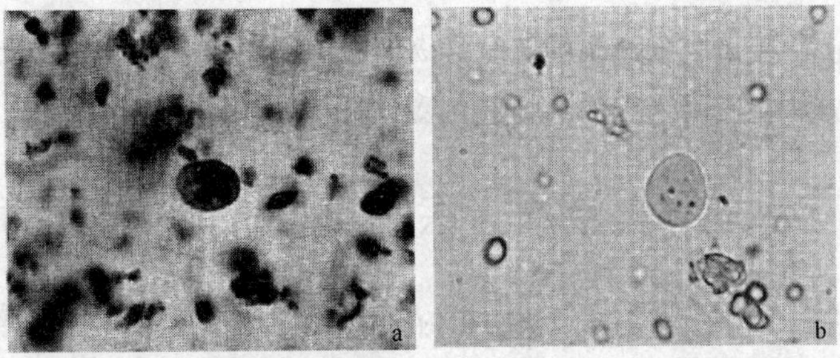

图 1-3-32　微小内蜒阿米巴

a. 微小内蜒阿米巴滋养体；b. 微小内蜒阿米巴滋养体包囊

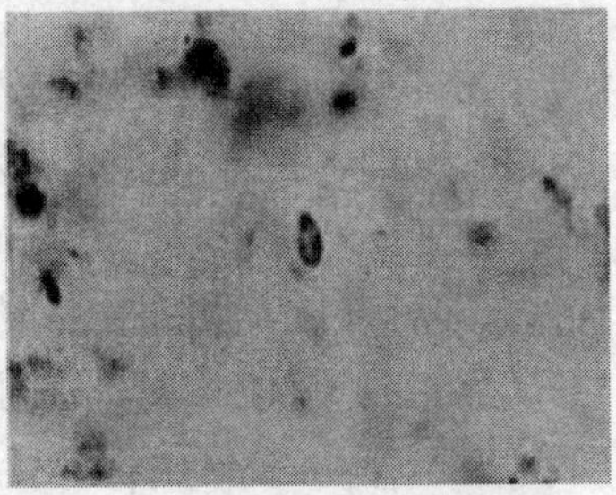

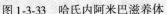

图 1-3-33　哈氏内阿米巴滋养体

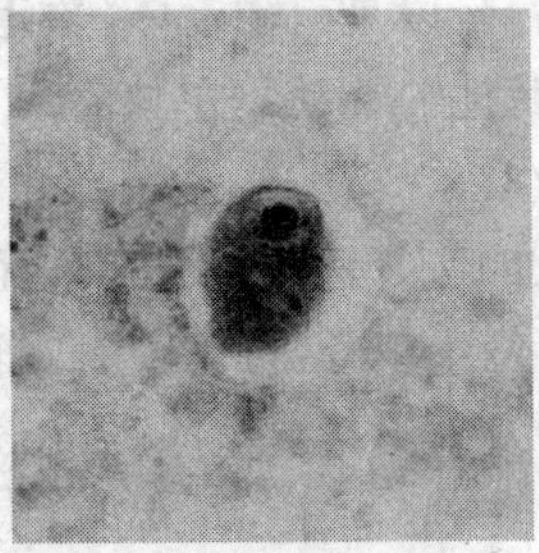

图 1-3-34　布氏嗜碘阿米巴滋养体

4. 操作示范

（1）粪便生理盐水涂片查滋养体：应在粪便的脓血部分取材，因该处找到滋养体机会较多；另外，切忌加碘液，因碘染可以杀死滋养体影响检查。涂片置于显微镜载物台上，用低倍镜按顺序检查，找到滋养体，移至视野中央，换高倍镜观察其活动、伪足形成以及吞噬的红细胞等特征。

（2）包囊碘染法：挑取少许粪便制成涂片，加上盖玻片，在盖玻片旁边滴一滴碘液（碘液不宜过多），使碘液慢慢渗到粪液中，置镜下观察。涂片先用低倍镜寻找，找到包囊移至视野中央，换高倍镜观察。

包囊染色后，呈淡黄色，细胞核能看出，拟染色体不清楚，糖原泡染成棕色。常规检查无论滋养体或包囊三张涂片找不到时，方可认为阴性。

（3）硫酸锌离心浮聚法（详见教材实验诊断技术操作部分）：此法利用溶液对包囊的浮力达到分离包囊的目的，用 33% 硫酸锌溶液，其比重为 1. 18。

（4）乙醚蚁醛法：取粪便约 2g，加 10 倍体积的水调和成混悬液，用纱布过滤入 15ml 的离心管中，以每分钟 1500 ~ 2000 转的速度离心 1 ~ 2min，倾去上清液，注入清水，调匀，再离心沉淀一次，弃去上清液，沉渣内加入 8ml 10% 蚁醛，用小玻璃棒或竹签搅动，使沉渣与蚁醛充分搅匀。静置 5min，加入 1. 5ml 乙醚用橡皮塞将离心管塞紧，并用中指压紧橡皮塞，拇指托住管底，上下摇动，务使乙醚与沉渣充分混匀，除去塞子，再次离心。此时管内液体分为三层，上层为溶于乙醚的粪汁，中层为清液，下层为沉渣。弃去上两层，用吸管吸取沉渣作涂片检查。

【作业】

绘图：①溶组织内阿米巴包囊；②结肠内阿米巴包囊。

【思考题】

(1) 溶组织内阿米巴与结肠内阿米巴的滋养体和包囊在形态上有何不同?

(2) 用什么方法检查阿米巴滋养体和包囊?应注意哪些问题?

实验八 医学原虫(2)

一、杜氏利什曼原虫

【学习要点】 杜氏利什曼原虫(*Leishmania donovani*)又名黑热病原虫,寄生于人体巨噬细胞里,通过昆虫媒体白蛉的叮咬而传播。在人体的发育阶段为无鞭毛体,又称利杜体,在白蛉体内的发育阶段是前鞭毛体(鞭毛体)。

寄生于人和其他哺乳动物单核吞噬细胞内的无鞭毛体,虫体很小,卵圆形虫体大小为(2.9~5.7)μm×(1.8~4.0)μm;圆形虫体直径为2.4~5.2μm,常见于巨噬细胞内。经瑞氏染液染色后原虫胞质呈淡蓝色或深蓝色,内有一个较大的圆形核,呈红色或淡紫色。动基体(kinetoplast)位于核旁,着色较深,细小,杆状。在油镜下有时可见虫体从前端颗粒状的基体(basal body)发出一条根丝体(rhizoplast)。基体靠近动基体,在光镜下难以区别。

前鞭毛体寄生于白蛉消化道。成熟的虫体呈梭形,大小为(14.3~20)μm×(1.5~1.8)μm,核位于虫体中部,动基体在前部。基体在动基体之前,由此发出一鞭毛游离于虫体外。前鞭毛体运动活泼,鞭毛不停地摆动。在培养基内常以虫体前端聚集成团,排列成菊花状。有时也可见到粗短形前鞭毛体,这与发育程度不同有关。

【目的要求】

(1) 掌握无鞭毛体(利杜体)、前鞭毛体的形态特征。

(2) 了解杜氏利什曼原虫的生活史。

【项目与方法】

1. 教学录像 《黑热病》。

2. 自己观察

(1) 无鞭毛体玻片标本:标本系姬氏或瑞氏染液染色。用油镜观察。

无鞭毛体呈圆或卵圆形,直径2~3μm,染色后细胞质为淡蓝色,核大而圆,染成红或紫红色,位于虫体的一边。动基体呈杆状,染成紫红色(图1-3-35)。

无鞭毛体常因其寄生的巨噬细胞破裂而游离于细胞外,因此必须与血片中的血小板相区别。血小板的形态不规则,常聚集成堆或团块,被染成淡紫红色,无明显结构。

(2) 前鞭毛体玻片标本:前鞭毛体是感染阶段,寄生于白蛉的消化道内,也可生长在三N氏培养基上,涂片经瑞氏染色。前鞭毛体呈梭形,大小为(10~20)μm×(1.5~4)μm,细胞质呈蓝色,核大而圆,紫红色,位于虫体中央,动基体位于虫体前端,基体在动基体之前,由此发出一根鞭毛,其长度与虫体长度相近,常弯曲(图1-3-36)。

3. 示教

(1) 活鞭毛体:取自三N氏培养基,在低倍或高倍镜下观察其活动。前鞭毛体的鞭毛常聚集在一起,呈菊花状。

(2) 中华白蛉:体小,约为蚊虫的1/3大小,全身密生细毛,灰黄色。

(3) 黑热病田鼠解剖标本(瓶装),与正常田鼠解剖标本相比较,注意黑热病田鼠肝、脾的颜色和大小。

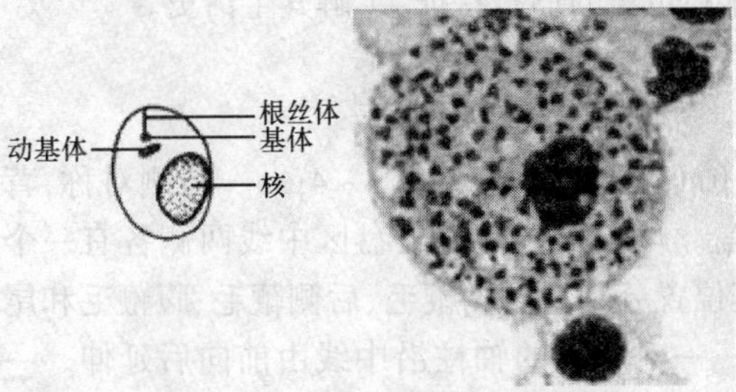

图 1-3-35 杜氏利什曼原无鞭毛体

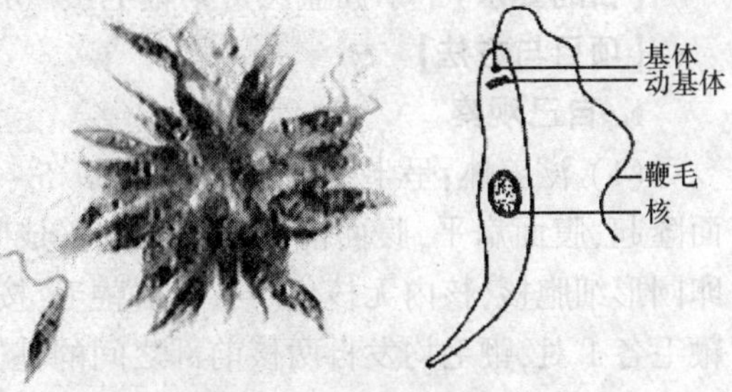

图 1-3-36 杜氏利什曼原虫前鞭毛

二、阴道毛滴虫

【学习要点】 阴道毛滴虫（*Trichomonas vaginalis*）寄生于妇女阴道、尿道或男性的前列腺及尿道内，能引起滴虫性阴道炎或尿道炎（图 1-3-37）。

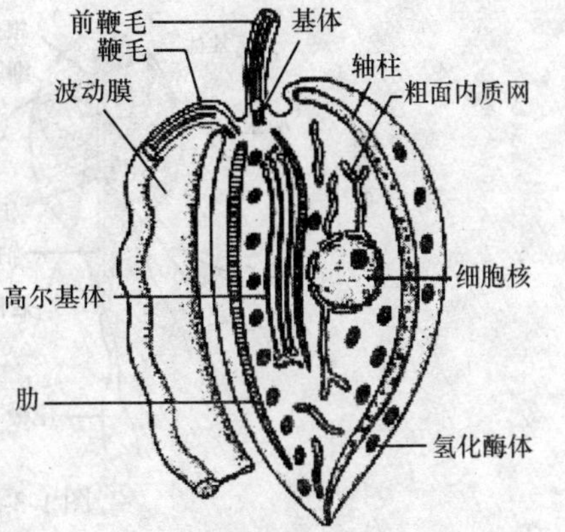

图 1-3-37 毛滴虫模式图

【目的要求】

（1）掌握阴道毛滴虫的形态特点。

（2）了解检查毛滴虫的方法。

【项目与方法】

1. 自己观察 阴道毛滴虫滋养体染色标本：虫体为梨形，长 7～32μm，经染色后可见其有前鞭毛四根，波动膜短，仅及虫体长度的 1/2，后鞭毛向后延伸附着于波动膜外缘，轴柱细长向后伸出体外。细胞核位于虫体的前部，如图 1-3-38 所示。

2. 示教

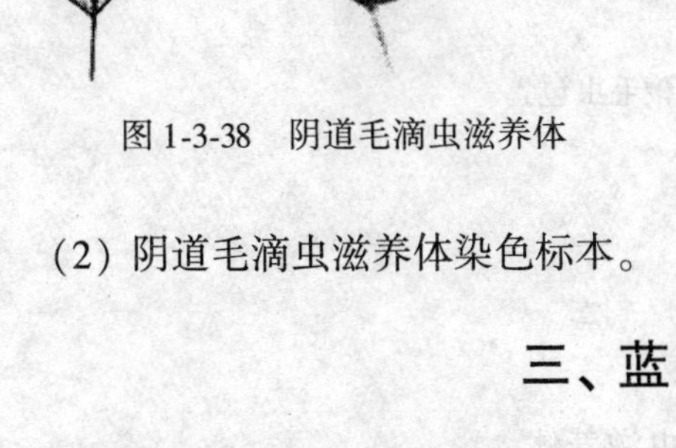

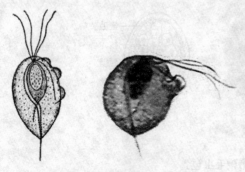

图 1-3-38 阴道毛滴虫滋养体

（1）阴道毛滴虫滋养体活标本：取滴虫性阴道炎患者的阴道分泌物作悬滴法或直接涂片法，在低倍或高倍镜下观察活的毛滴虫，注意观察毛滴虫在低倍镜下的特殊跳跃式转动，在高倍镜下可见其鞭毛和波动膜的活动。因虫体活动性大，不易详细观察，可在涂片标本中加 1∶10 稀释的血清一滴，以阻碍毛滴虫强烈运动而便于观察。在阴道分泌物涂片中还能找到大而多角形的阴道上皮细胞和小而圆的白细胞以及聚集成堆的脓细胞等，应予以识别。

（2）阴道毛滴虫滋养体染色标本。

三、蓝氏贾第鞭毛虫

【学习要点】 蓝氏贾第鞭毛虫（*Giardia lamblia*）简称贾第虫，生活史中有滋养体和包囊两个发育阶段，寄生在小肠上段，可引起贾第虫病。

【目的要求】 掌握蓝氏贾第鞭毛虫滋养体和包囊的形态特征，了解其生活史。

【项目与方法】

1. 自己观察

（1）滋养体：呈半个梨形，大小长 9.5 ~ 21μm，宽 5 ~ 15μm，厚 2 ~ 4μm。两侧对称，背面隆起，腹面扁平，腹面前半部向内凹陷成吸盘。位于虫体前端吸盘区中线两侧各有一个卵圆形细胞核，核内无核仁。有 4 对鞭毛，按其位置分别为前侧鞭毛、后侧鞭毛、腹鞭毛和尾鞭毛各 1 对，鞭毛均发自两核前部之间的基体。一对平行的轴柱沿中线由前向后延伸。一对半月形的中体位于虫体中部（图 1-3-39）。

（2）包囊：呈椭圆形，长 8 ~ 14μm，宽 7 ~ 10μm。囊壁较厚，光滑无色。碘液染色后呈黄绿色，未成熟包囊内含 2 个细胞核，成熟的含 4 个细胞核。胞质内可见中体和鞭毛的早期结构（图 1-3-40）。

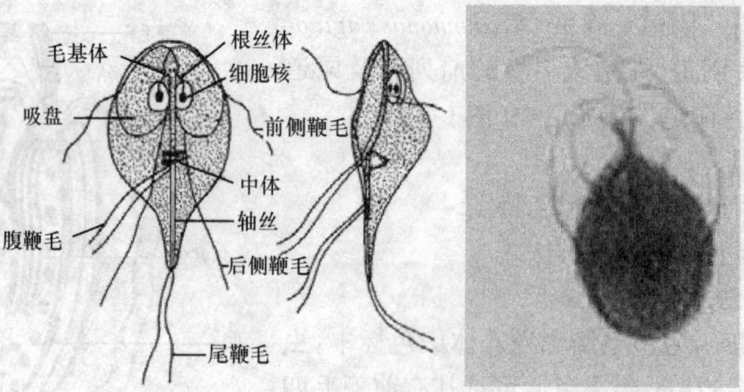

图 1-3-39　蓝氏贾第鞭毛虫滋养体

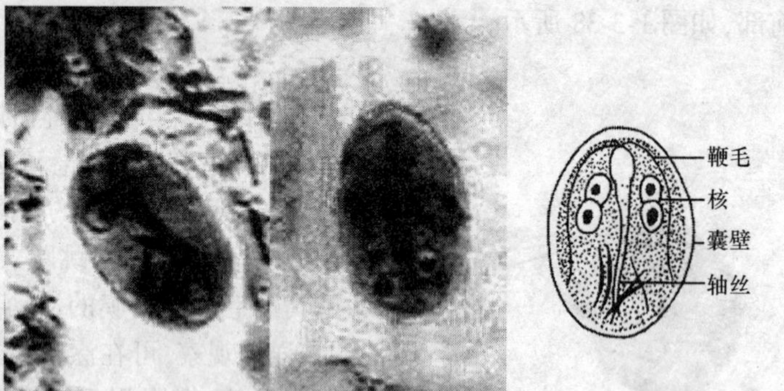

图 1-3-40　蓝氏贾第鞭毛虫包囊

2. 示教

（1）滋养体。

（2）包囊。

【作业】

绘图：①蓝氏贾第鞭毛虫滋养体；②阴道毛滴虫滋养体。

【思考题】

(1) 怎样鉴别游离于骨髓涂片中的无鞭毛体?

(2) 杜氏利什曼原虫常侵犯人体哪些组织器官?引起哪些临床表现?

(3) 阴道毛滴虫寄生在何处?引起哪些临床表现?

(4) 诊断和治疗阴道毛滴虫病的方法和原则是什么?

(5) 诊断蓝氏贾第鞭毛虫感染有哪几种方法?

(6) 蓝氏贾第鞭毛虫寄生在何处?引起哪些临床表现?

实验九 医学原虫(3)

疟 原 虫

【学习要点】 寄生于人体的疟原虫有四种,即间日疟原虫(*Plasmodium vivax*)、三日疟原虫(*P. malariae*)、恶性疟原虫(*P. falciparum*)及卵形疟原虫(*P. ovale*)。间日疟原虫及恶性疟原虫较多见,三日疟原虫及卵形疟原虫少见。疟原虫需要两个宿主才能完成其生活史:在人体内进行裂体增殖,包括红细胞外期、红细胞内期,在蚊体内进行配子生殖和孢子生殖。

【目的要求】

(1) 掌握间日疟原虫红细胞内期各阶段及恶性疟原虫环状体和配子体的形态特征。

(2) 了解间日疟原虫生活史。

(3) 熟悉厚、薄血片的制作及染色方法。

【项目与方法】

1. 教学录像 《疟疾与蚊子》。

2. 自己观察

(1) 间日疟原虫薄血膜染色标本:瑞氏或姬氏染色。先在低倍镜下确定血膜平面,血涂片薄而均匀或红细胞呈单层均匀排列的部位(通常为血片近末端),加油后,换油镜观察。在红细胞内找疟原虫,疟原虫的细胞质染成蓝色,细胞核染成红色、疟色素(malarial pigment)为黄褐色。

1) 环状体(ring form):被寄生的红细胞尚无明显形态改变。疟原虫的细胞质染成蓝色环状,核为点状红色,在环的一边,很像一个红宝石戒指。环状体的直径约为红细胞直径的1/3(图1-3-41)。

2) 大滋养体(large trophozoite):被寄生的红细胞胀大变形,颜色变浅,红细胞内有许多红色小点即薛氏小点(Schuffner' s dots)。原虫的细胞质增多有伪足伸出,红色的核也显著增大,细胞质内有褐色烟丝状的疟色素(图1-3-42)。

3) 裂殖体(schizont):有未成熟与成熟两种。细胞质较致密,伪足已消失,核先分裂,然后细胞质分裂,未成熟裂殖体(immature schizont)核开始分裂,细胞质尚未分开,核的数目少于12个(图1-3-43a)。成熟裂殖体(mature schizont)核分裂成12~24个,每一个细胞核由部分细胞质围绕形成裂殖子。此时疟色素集中成团块(图1-3-43b)。

4) 配子体(gametocyte):被寄生的红细胞胀大。雌雄配子体均呈圆形或椭圆形,胞质饱满致密,疟色素均匀地分布在细胞质中(图1-3-44)。雌配子体(macrogametocyte)细胞质为暗蓝色,核为红色,特点为核小、致密、在一边。雄配子体(microgametocyte)着色较浅,核大疏松,在中央(图 1-3-44)。

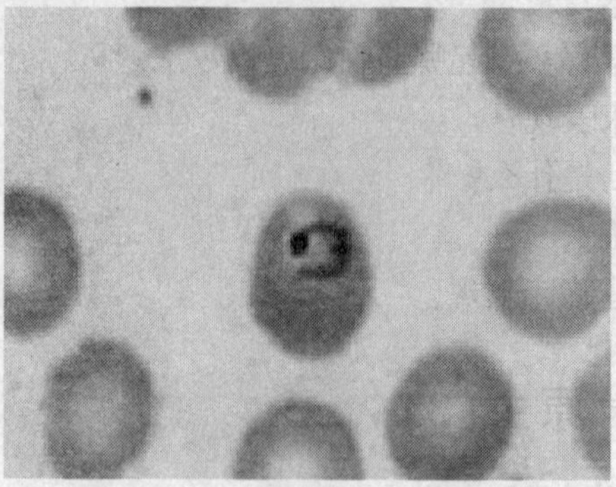

图 1-3-41　间日疟原虫环状体

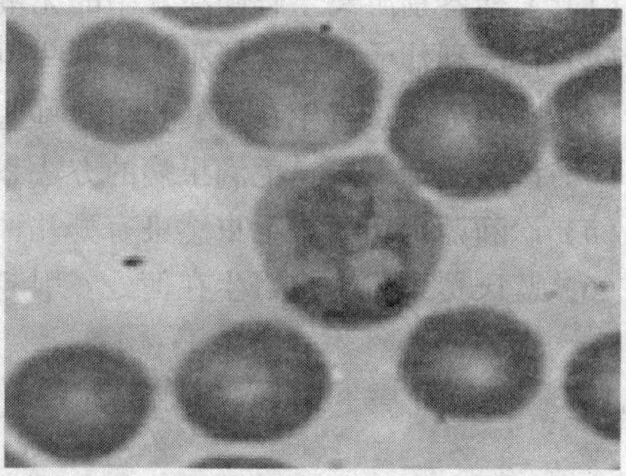

图 1-3-42　间日疟原虫大滋养体

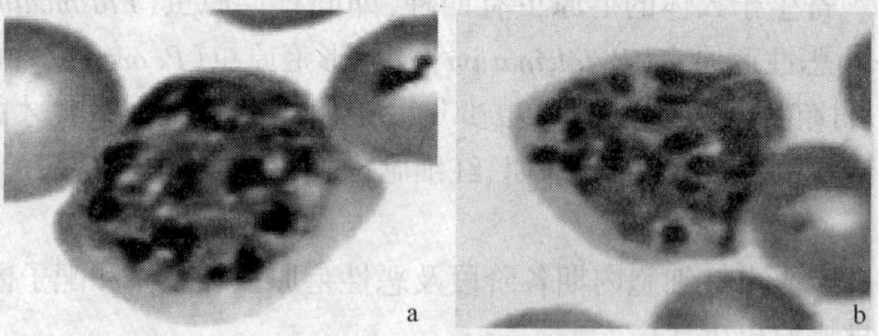

图 1-3-43　间日疟原虫裂殖体

a. 未成熟裂殖体;b. 成熟裂殖体

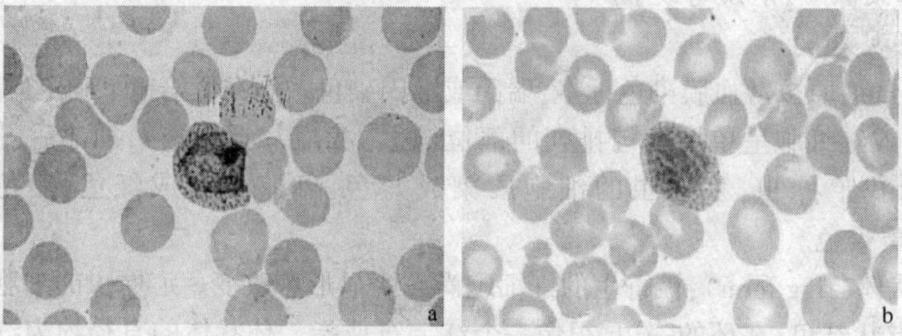

图 1-3-44　间日疟原虫配子体

a. 雌配子体;b. 雄配子体

(2) 恶性疟原虫薄血膜染色标本:环状体较间日疟原虫的小,直径约为红细胞直径的 1/5。一个环状体可有两个核,有的环状体贴于红细胞边缘,犹如飞鸟状。一个红细胞可见两个或更多的环状体寄生(图 1-3-45a)。恶性疟原虫的大滋养体与裂殖体隐藏在脏器的毛细血管中,在周围血液中不易查到。配子体所寄生的红细胞常被长形的虫体顶得变形。雌配子体呈新月形,两端较尖,胞质染成暗蓝色,核致密,较小。雄配子体呈腊肠形,两端钝圆,着色较浅,核疏松,较大。核的周围有疟色素(图 1-3-45b)。

3. 示教

(1) 间日疟原虫红细胞内期各发育阶段。油镜观察。注意各期形态特征和被寄生的红细胞的形态变化。

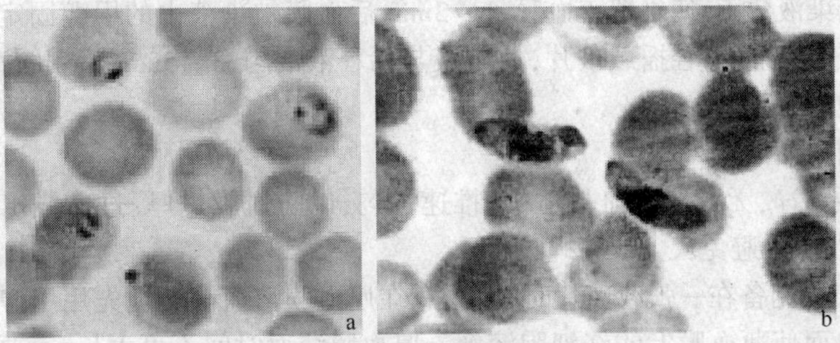

图 1-3-45 恶性疟原虫

a. 恶性疟原虫环状体；b. 恶性疟原虫雌配子体（左上）、雄配子体（右下）

（2）恶性疟原虫的环状体和配子体。注意与间日疟原虫的形态鉴别。

（3）三日疟原虫的环状体、大滋养体、裂殖体、配子体。注意与间日疟原虫各期的形态鉴别，被它寄生的红细胞不胀大。

（4）子孢子染色标本。蚊唾液腺涂片。子孢子呈梭形，中间有一个细胞核。

（5）卵囊玻片标本。蚊胃的染色标本。注意胃壁上圆球形的卵囊。

（6）鸡疟原虫红细胞外期（玻片标本）。鸡脑涂片，可见鸡疟原虫的潜隐体内含有许多潜隐子。

（7）间日疟原虫的厚血膜玻片标本。红细胞已被溶解，疟原虫形状常不典型。注意鉴别各期形态。

（8）按蚊针插标本（肉眼观察）：中华按蚊是疟疾的传播媒介，翅脉上有黑白鳞片组成的斑点，参见实验十一医学节肢动物。

4. 技术操作 血涂片制作及染色：检查疟原虫的方法有薄血膜和厚血膜两种。薄血膜上的红细胞仅一层，均匀分布，寄生在红细胞内的疟原虫形态容易辨认，但疟原虫的数量较少，不易寻找，需仔细、耐心。厚血膜上的红细胞则有 20 层，在固定和染色前需先溶血，因此红细胞被破坏，疟原虫的形态变得不典型，但疟原虫数量较多，容易检查。一般采用在同一张玻片上做厚、薄两种血膜，各取所长。

（1）材料：感染鼠（鼠疟模型）、载玻片、消毒棉球、乙醇、剪刀、蜡笔、吸管、蒸馏水、培养皿、姬氏或瑞氏染液、缓冲液等。

（2）血膜制作

1）薄血膜（thin blood film）制作方法

a. 采血：临床上取患者耳垂或指尖血，本次实验用感染疟原虫小鼠的尾尖血。

b. 操作方法：剪去小鼠尾尖取一洁净载玻片，左手持玻片两端，另选 1 张边缘光滑平整的玻片作推片。用推片一端的中央从鼠尾端取 1 小滴血（约米粒大），置载玻片的中部，使推片和玻片保持 30° ~40°夹角，将血滴在推片边缘展开后，匀速向前推动，即形成舌状血膜。

2）厚血膜（thick blood film）制作方法：采血同薄血膜法。

操作方法：厚血膜可置于薄血膜的另一端。用推片的一角从鼠尾取血 2 ~3 滴，自里向外顺着一个方向摊成直径约 1cm 大小，厚薄均匀的血膜。厚、薄血膜间用蜡笔画线分开。充分晾干后，滴加蒸馏水于厚血膜上溶血，将水倾去，晾干后与薄血膜一起染色。

3）固定、染色（瑞氏染色）：先用蜡笔在血膜两端划上线，以防染液外溢。瑞氏染液为甲醇溶液，血膜不需预固定、此染色法快速，适于临床检验，但较易褪色，保存时间不长。

滴加瑞氏染液数滴，使之覆盖血膜，1～2min 后血膜被染液中的甲醇固定，再加与染液等量的缓冲液或蒸馏水，轻摇载玻片，使染液与稀释液混匀，3～5min 后用缓冲液或自来水从玻片一端冲洗，晾干后镜检。

4）注意事项

a. 玻片要洁净，无油脂。血量适中，推速均匀，以防血膜过厚、过薄或出现条状横纹。血片在干燥过程中，避免灰尘或苍蝇吸食。

b. 厚薄皿膜制备在一张载玻片时，应注意在厚血膜溶血前必须先用甲醇固定薄血膜，以避免接触水而使薄血膜上的红细胞溶解。厚血膜溶血时间不可太长，不要振荡，以防血膜脱落。

c. 染液是甲醇溶液，切忌混入水滴，否则发生沉淀，妨碍染色，故染液发现有沉淀时不可再用。

d. 滴加染料切忌太多，否则染料残渣粘在血膜上无法洗净，影响检查。加水后必须与染料充分混合，否则发生染色不均。冲洗血膜时应流水直接将染液冲去，避免染料粘着血膜。

附：间日疟红内期厚血膜法镜下观（图 1-3-46）

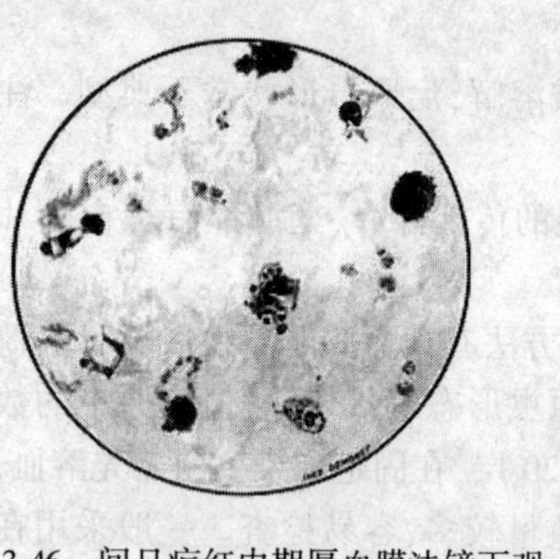

图 1-3-46　间日疟红内期厚血膜法镜下观

【作业】

（1）每人做一张厚、薄血膜染色标本（用鼠疟原虫做涂片）。

（2）用彩色铅笔绘出观察到的间日疟原虫红细胞内各期形态。

【思考题】

（1）如何能做好一张厚、薄血膜？厚、薄两种血膜检查疟原虫各有哪些优、缺点？利用瑞氏或姬氏染色法染血膜应注意什么？为什么？

（2）恶性疟原虫在红细胞内期能见到的有哪几种形态？间日疟原虫红细胞内期各有哪些形态特征？

（3）恶性疟原虫在人体内进行裂体增殖的部位与其他疟原虫有什么不同？这些不同在诊断和临床表现上有什么意义？

实验十　机会致病原虫

一、刚地弓形虫

【学习要点】 刚地弓形虫（*Toxoplasma gondii*）以猫为终宿主，在猫的小肠上皮细胞里进行裂体增殖及有性生殖。囊合子从猫粪中排出，成熟的囊合子如被中间宿主如人、猪、羊、鼠等吞食后，在组织内形成滋养体及包囊。包囊为中间宿主间相互传播的主要形式。人由于食入未煮熟的肉类或受囊合子污染的食物而感染。

【目的要求】

（1）掌握弓形虫滋养体的形态特征。

（2）了解弓形虫的生活史。

【项目与方法】

1. 自己观察 弓形虫滋养体（玻片染色标本）：姬氏或瑞氏染色。在油镜下观察，滋养体为香蕉形或半月形，一端较尖，一端钝圆；一边较平，一边弯曲，长4～7μm，最宽处2～4μm。细胞核位于虫体中央呈红色。细胞质呈蓝色（图1-3-47）。

2. 示教

（1）滋养体。

（2）囊合子：卵圆形，有双层囊壁，光滑，微带绿色。成熟囊合子内含两个孢子囊，每1个孢子囊内含4个长形、微弯的子孢子（图1-3-48）。

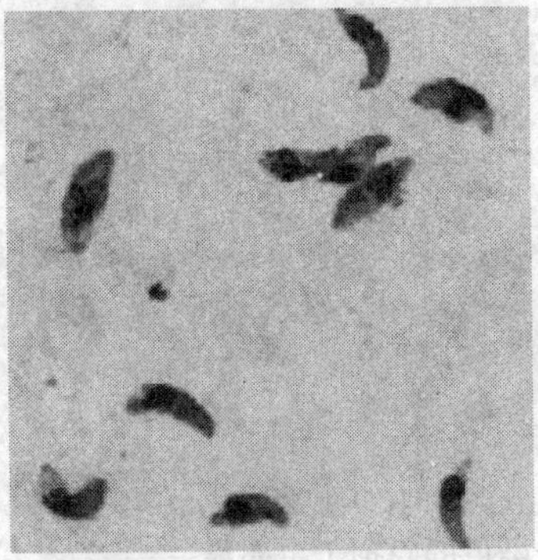

图1-3-47 弓形虫滋养体

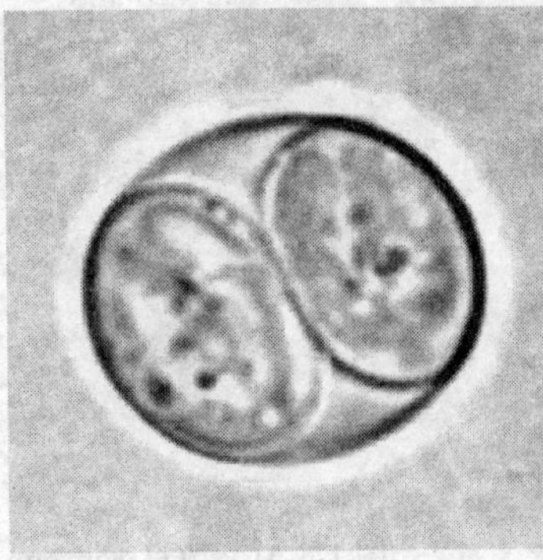

图1-3-48 弓形虫囊合子

二、肺孢子虫

【学习要点】 肺孢子虫（*Pneumocystis*）大滋养体外形多变，长2～8μm，姬氏染色后见深紫色的细胞核一个，胞质浅蓝色（图1-3-49）。包囊直径4～6μm，卵圆形，成熟包囊含8个香蕉形囊内小体，各有一个核（图1-3-50）。

【目的要求】 了解肺孢子虫的基本形态及其危害。

【示教】 包囊：圆球形，4～6μm，相差显微镜下有8个香蕉形囊内小体。

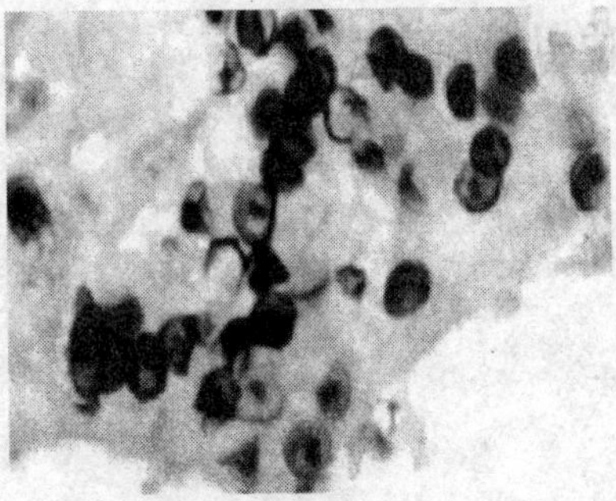

图1-3-49 肺孢子虫大滋养体

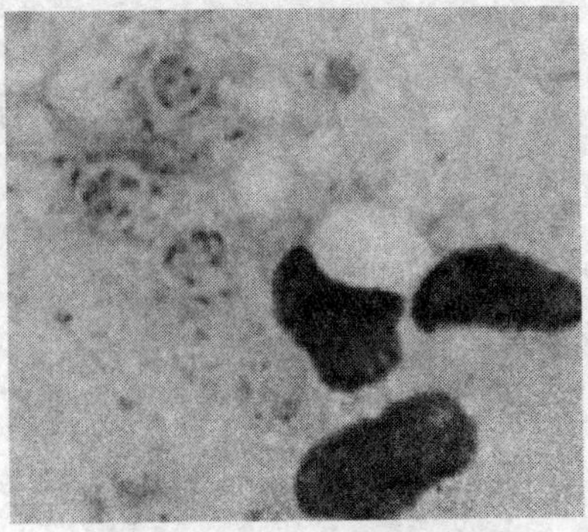

图1-3-50 肺孢子虫包囊

三、隐 孢 子 虫

【学习要点】 隐孢子虫(*Cryptosporidium*)是艾滋病患者慢性消耗性腹泻的重要病原,广泛寄生于人和其他哺乳动物。卵囊经粪便排出,通过污染食物或水使人感染。

【目的要求】 了解隐孢子虫形态特征、检查方法及其危害。

【示教】 卵囊:椭圆形或圆形,大小为 4 ~ 6μm,成熟卵囊内含 4 个裸露的子孢子和颗粒状的残留体(图 1-3-51)。

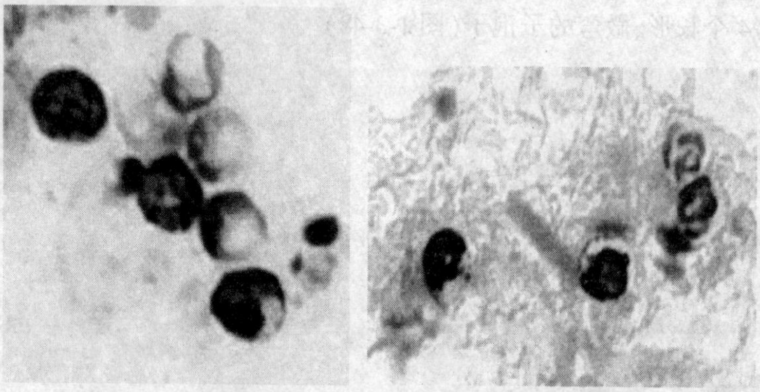

图 1-3-51 改良 Kinyoun 抗酸染色的隐孢子虫卵囊

【作业】

绘图:弓形虫滋养体 1 ~ 2 个。

【思考题】

(1) 弓形虫有哪些危害?如何诊断弓形虫病?弓形虫病是怎样传播的?哪条传播途径危害最大?为什么?

(2) 肺孢子虫有哪些危害?如何诊断肺孢子虫病?

(3) 隐孢子虫有哪些危害?如何诊断隐孢子虫病?

实验十一 医学节肢动物(1)

一、医学节肢动物概述

【目的要求】

(1) 了解医学节肢动物的形态特征及常见各纲形态特点。

(2) 了解医学昆虫变态类型的特点。

【项目与方法】

(一) 医学节肢动物各纲形态特点

(1) 昆虫纲(Class Insecta)体分头、胸、腹 3 部分。头部有触角 1 对;胸部有足 3 对,分别连接于前、中、后胸;多数种类具有翅 1 ~ 2 对,分别连接于中、后胸;以气门呼吸。如蚊、蝇、白蛉、虱、蚤等。

(2) 蛛形纲 (C1ass Arachnida) 体分头胸和腹两部分,或者说整个身体由颚体和躯体构成,躯体有足体和末体组成。无触角,有触须 1 对,幼虫足 3 对,成虫足 4 对,以气门呼吸。如蜱、螨。

(3) 甲壳纲 (Class Crustacea) 体分头胸和腹两部分,有两对触角,足 5 对。如剑水蚤、石蟹、蝲蛄等。

(4) 多足纲 (Class Chilopoda) 体长形,由许多相同的体节组成,头部有触角 1 对,每一体节有足 1 ~2 对。如蜈蚣。

(二) 昆虫和蜱、螨的发育过程

1. 昆虫

(1) 全变态:生活史分卵、幼虫、蛹及成虫四期,幼虫与成虫在形态结构、生理功能和生活习性上是截然不同的。

(2) 半变态:生活史分卵、若虫及成虫三期。幼虫与成虫的形态结构、生活习性是相似的,在渐变的过程中发育到性成熟。

2. 蜱、螨 其生活史一般分为卵、幼虫、若虫及成虫期。

3. 实验方法 通过示教、视听教材了解各纲代表和医学节肢动物的概念。

(三) 医学昆虫检索

【目的要求】 不同种类的医学昆虫传播疾病和危害人类健康的方式是不同的,在发现一种昆虫与人体健康可能有关时,首先要求确定这种昆虫属于哪一类。利用节肢动物检索表可以查清其相应的分类地位和种名。本实验要求初步掌握检索表的使用方法,并能认识最常见的医学昆虫。

【学习内容】

1. 检索表使用方法

(1) 凡是检索表都分成若干条,每条分为上下两项,有时包含 3 ~4 项或更多,每项内容为虫体的一个特征或一部分特征,这些特征恰与其对立的另一项中所包含的特征是不一致的。

(2) 查阅时,先从第 1 条开始,根据每条前后两项中对应的特征,对比手头标本符合哪一项,在完全符合的一项后面有一个名称,表示手头标本即属于这个范围,否则便有一个数字,则根据这一数字去找下面相应的条目,如为“5”,则表示继续查第 5 条,如此跟踪,直到有名称为止。

(3) 一个完整的检索表最后可以查到虫种名称,是根据纲、目、科、属、种依次编著检索表的。

(4) 检索表仅是指示手头标本可能属于哪一目,哪一科,哪一种,检索后,还必须查看种的描述是否与种的特征符合,以免检索表编写不全面,或者是尚未描写过的新种。

2. 将下列标本按检索表分别检索到纲和目 ①蚊;②毒蛾;③臭虫(玻片);④苍蝇;⑤蟑螂;⑥虱(玻片);⑦蜱;⑧白蛉(玻片);⑨蚤(玻片);⑩尘螨(玻片)。

附:重要医学节肢动物成虫主要分目检索练习

1a. 躯体愈合,不分头、胸、腹,亦无分节。无触角,躯体前端有 1 个假头状的颚体。足有 4 对(蜱,螨) …………………………………………… 蛛形纲(Arachnida)螨目(Acarina)

1b. 虫体分为头、胸、腹 3 部,而且分成许多节。头部有触角 1 对。足只有 3 对,都在胸部 …………………………………………………………………………… 昆虫纲(Insecta) 2

2a. 有翅,非常发达 ………………………………………………………………………… 3

2b. 无翅,或虽有而明显退化 ……………………………………………………………… 5

3a. 翅 1 对,后翅退化为平衡棒(蚊、苍蝇、白蛉、蠓、虻、蚋)……双翅目(Diptera)

3b. 翅 2 对,质地相同或者质地不同 …………………………………………………… 4

4a. 咀嚼式口器(与蝗虫相似),翅革质光滑较硬(蟑螂) …………… 蜚蠊目(Blattaria)

4b. 口器退化,翅上有大量的鳞片(毒蛾、刺蛾) ………………… 鳞翅目(Lepidoptera)

5a. 虫体左右侧扁,触角小,藏于沟中,足粗壮善跳(跳蚤) ……… 蚤目(Siphonaptera)

5b. 虫体背腹扁平,触角不藏于沟中 …………………………………………………… 6

6a. 虫体深棕色,触角较长,有复眼,无单眼,口器长,弯折于腹面,有残附的翅基,足不适于抓握(臭虫)……………………………………………………… 半翅目(Hemiptera)

6b. 虫体灰白色,胸腹部愈合,无翅基,触角短小,有单眼而无复眼,口器藏于头内,足适于抓握(虱) ……………………………………………………… 虱目(Anoplura)

二、蚊

【学习要点】 蚊虫(mosquito)是四害之一,是多种疾病的传播媒介,如疟疾、丝虫病、流行性乙型脑炎等。蚊虫的生活史属全变态,包括卵、幼虫、蛹及成蚊 4 期。前 3 个时期生活在水里,只有雌性成蚊叮人吸血,传播病原体。蚊虫种类很多,与传播疾病有关的常见蚊种大多属于按蚊、库蚊和伊蚊 3 属。这 3 属蚊虫在形态、生态以及与疾病的关系上都有不同。

【目的要求】

(1)掌握 3 属蚊虫成虫的代表淡色库蚊、中华按蚊和白纹伊蚊的形态特征。

(2)认识蚊虫生活史各期的一般形态及刺吸式口器的构造。

(3)认识常见蚊属的鉴别特征。

(4)学会使用检索表鉴定常见蚊种。

【项目与方法】

1. 教学录像 《蚊》。

2. 自己观察

(1)成蚊形态:用放大镜观察针插标本(图 1-3-52)。

(2)淡色库蚊(*Culex pipiens pallens*)

1)头部:近球形。复眼 1 对,位于头两侧,色深。触角 1 对,鞭状,向两侧伸出,共 15 节,每节有轮毛,雄性毛长而密,雌性毛稀少,是两性区别的重要特征。喙 1 个,位于头的前下方,由上、下唇和舌各 1 个,上、下腭各 1 对组成,下唇的末端有两个唇瓣。下颚须(触须)1 对,位于喙的两侧,雌性的甚短,仅有喙长的 1/5;雄性的往往比喙长,其上有毛。

2)胸部:包括前、中、后胸 3 节,中胸特别发达,中胸盾片有分类意义。前、中、后胸的腹侧各有足 1 对,每足包括基节、转节、股节、胫节及跗节,其中跗节分 5 节,第 5 跗节末端有爪和爪垫各 1 对。中胸有翅 1 对,窄而长,翅脉除前缘脉、亚前缘脉外,共有 6 条纵脉。其中第 2、第 4、第 5 都有分叉,其脉序为 1;2. 1,2. 2;3;4. 1,4. 2;5. 1,5. 2;6。即 1、3、6 不分叉;2、4、5 各分两枝。在翅的后缘上有长鳞片称缘缨。后胸有平衡棒一对。

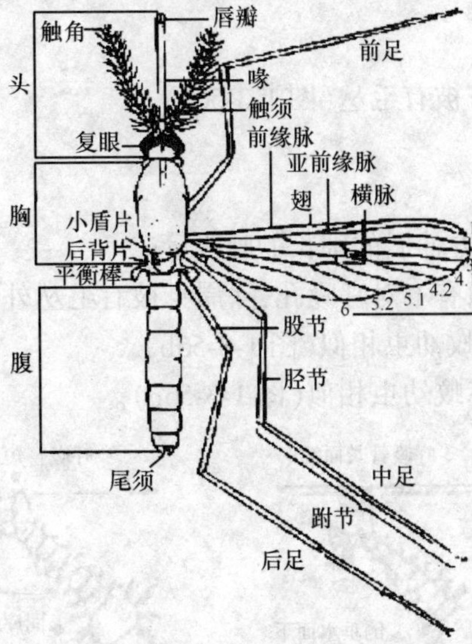

图 1-3-52 成蚊的结构

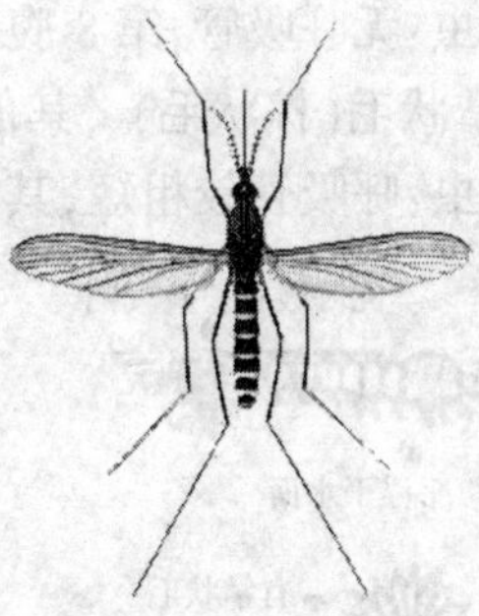

图 1-3-53 淡色库蚊

3）腹部;共分 11 节,8 ~ 11 节变为外生殖器,1 ~ 7 节有一背板及一腹板。腹节背板上有时有由淡色鳞片形成的横带,称作淡色带或白带,是分类的特征。1 ~ 7 节每侧背板与腹板之间有一气门。雌蚊尾端有尾须一对。雄蚊外生殖器构造复杂,其形态因蚊种而异。为鉴定蚊种的重要依据(图 1-3-53)。

（3）中华按蚊(*Anopheles sinensis*):体灰褐色,雌蚊和雄蚊触须与喙等长,雄蚊触须末端膨大,很多按蚊的触须上有白环,是区别种类的重要特征。翅脉上有黑白鳞片形成的花斑。缘缨上黑白斑的数目、大小是区别种类的重要特征。其他与库蚊相似(图 1-3-54)。

（4）白纹伊蚊(*Aedes albopictus*):体黑色,有银白色斑点,中胸部背面正中有一条明显的银白色纵纹,足上有白环。其他与库蚊相似(图 1-3-55)。

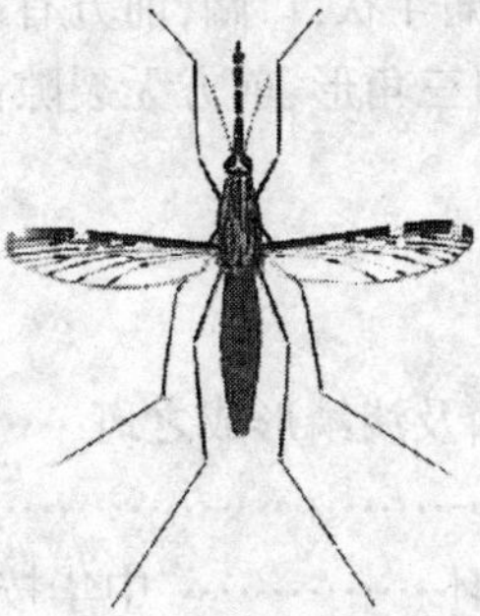

图 1-3-54 中华按蚊

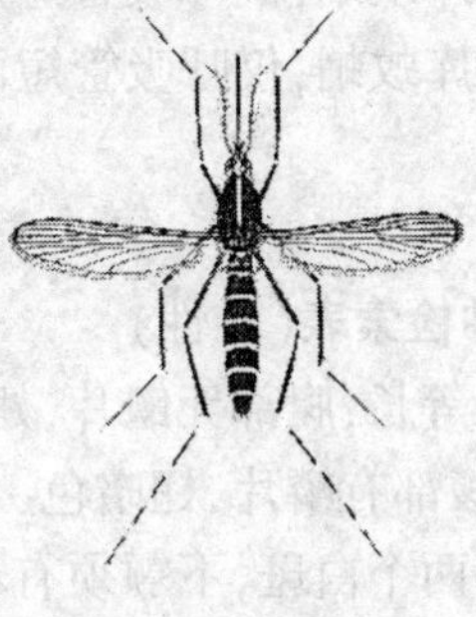

图 1-3-55 白纹伊蚊

（5）3 种常见蚊种生活史各期的活体标本:用肉眼观察淡色库蚊、中华按蚊和白纹伊蚊成蚊及幼虫的静态。注意从成蚊栖息于停留面的姿态来区分是哪种成蚊。按蚊的身体与停留面成角度,库蚊、伊蚊的身体则与停留面平行。从幼虫停留于水面的姿态或呼吸管的长短来区分不同的幼虫。按蚊幼虫平浮于水面,库蚊、伊蚊幼虫则以呼吸管口接触水面,身体倒悬于水中与水面成角度。

3. 示教

(1) 幼虫玻片标本:用低倍镜观察。

1) 库蚊幼虫:分头、胸、腹3部分,周身被有毛丛(图1-3-56a)。

头部:有触角、眼、口器等结构。

胸部:3节愈合为一,常比头、腹部宽。

腹部:共9节,第8节背面有一向背后方伸展的细长的呼吸管。

2) 按蚊幼虫:无呼吸管,第8腹节背面有1对呼吸孔,除周身被有毛丛外,在1~7腹节背面有成对的掌状毛(棕状毛),其他与库蚊幼虫相似(图1-3-56b)。

3) 伊蚊幼虫:呼吸管较粗短,其他与库蚊幼虫相似(图1-3-56c)。

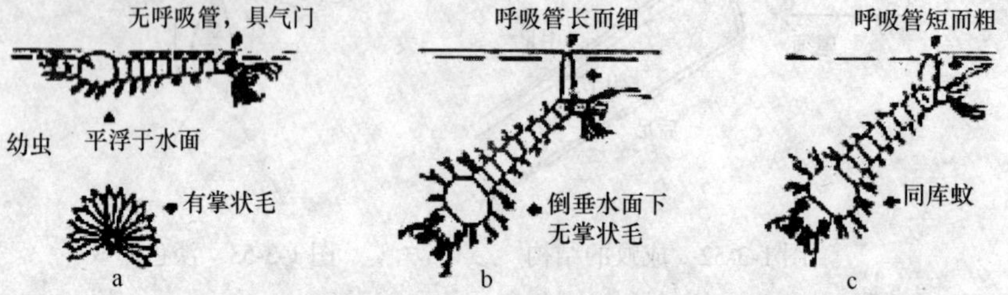

图1-3-56　三种蚊幼虫结构

a. 按蚊幼虫;b. 库蚊幼虫;c. 伊蚊幼虫

(2)蚊卵玻片标本:用低倍镜观察。

1) 库蚊卵:长圆锥形,常几十或几百粒粘在一起形成卵块浮于水面。

2) 按蚊卵:舟形,两侧有浮囊,单个散在,浮于水面上。

3) 伊蚊卵:橄榄状黑色,单个分散沉于水底。

(3) 蛹玻片标本:用低倍镜观察。

1) 库蚊蛹:形如逗点,分头胸部和腹部,头胸部有1对呼吸管。呼吸管细长,口小,前方无裂隙。

2) 按蚊蛹:形似库蚊蛹,仅呼吸管短而粗似漏斗状,口阔,前方有裂隙。

3) 伊蚊蛹:形似库蚊蛹,仅呼吸管短而宽,口三角形,前方无裂隙;

附:参考资料

1. 几种常见蚊种检索表(雌性)

(1) 下颚须与喙等长,腹部无鳞片,翅有暗鳞及淡鳞形成之斑………………………… 2

下颚须较喙短,腹部有鳞片,翅暗色……………………………………………………… 3

(2) 翅前缘仅有两个白斑,下颚须有4个白环………… 中华按蚊(*Anopheles sinensis*)

翅前缘至少有4个白斑,下颚须3个白环,体型较小…… 微小按蚊(*Anopheles minimus*)

(3) 中胸背板黑色,具银白鳞片斑,跗节白环清晰………………………………………… 4

中胸背板棕黄色,跗节白环不明显或无白环 ……………………………………………… 5

(4) 中胸背板中央具1条明显纵行白纹…………………… 白纹伊蚊(*Aedes Albopictus*)

中胸背板两侧具两块大白斑 …………………………… 仁川伊蚊(*Aedes chemulpoensis*)

(5) 喙中部具一白环,跗节有不明显之白环 …… 三带喙库蚊(*Culex tritaeniorhynchus*)

喙中部无白环,跗节无白环 ………………………… 淡色库蚊(*Culex pipiens pallens*)

2. 蚊虫解剖 用乙醚使蚊虫麻醉致死，放在干净载玻片上，在解剖镜下用解剖针切除翅和足。再在蚊体上滴一滴生理盐水。

（1）涎腺的解剖：将蚊体侧卧，头部向下，背向左方，左手持解剖针，刺入蚊胸固定，右手持针压住蚊的头部，轻轻向下拖拉，涎腺可随头部的牵拉而被拖出。将拖出的涎腺移至另一载玻片上的一滴生理盐水内。加盖玻片，置镜下检查有无子孢子。疟原虫子孢子在光学镜下呈反光的镰刀状小体。如有疑问可用姬氏染色法鉴定。

（2）蚊胃的解剖：用解剖针在腹部末第 2 节之前的外皮处切一小口，但不损伤肠道，用左手持针固定胸部，右手持针压在腹部尾端，慢慢向外拉即可将消化道拉出。将取出的消化道用解剖针从后肠处切断，除去尾节和马氏管，剥下蚊胃。将蚊胃移至另一滴生理盐水中，加上盖玻片，镜检胃壁可能找到疟原虫的卵囊。卵囊呈圆形，大小不一，直径 6 ~ 80μm，突出在胃壁之外呈小疣状。

（3）胸肌的解剖：将蚊虫的胸部，置于干净玻片上，加一滴生理盐水，用针将胸肌撕碎，加盖玻片，镜检找丝虫幼虫（主要是腊肠期幼虫）。

3. 疟原虫（鸡疟）**在蚊体内发育过程的观察** 取若干白纹伊蚊，饥饿两天后，放入蚊笼内。将带配子体的鸡血置蚊笼内，用人工膜喂血。2h 后把饱食的蚊虫取出，分别放入 1、2、3 号蚊笼内。用糖水喂养。

将 1 号蚊笼内吸血后的蚊虫进行解剖，撕破胃壁，取出血滴，做成薄血膜涂片，染色后检查有无出丝的雄配子体（出丝过程因发生时间太短，常常不易看见）。

吸血后第 4 天，解剖 2 号蚊笼内的蚊虫，在蚊虫的胃壁下寻找囊合子（即卵囊）。吸血后第 12d，解剖 3 号蚊笼内的蚊虫，在蚊虫的涎腺内，寻找疟原虫的子孢子。

（1）囊合子：蚊虫吸入含有配子体的血液 3 ~ 4d 之后，取蚊虫解剖，可在蚊虫的马氏管内（注意人类的疟原虫应在蚊的胃壁下）找到球形的薄壁的囊合子。囊合子的大小不一，但随着发育而增大，通常成熟囊合子的直径可达 34μm，内含有无数的子孢子。

（2）子孢子：成熟子孢子逸出囊壁，最后聚集在蚊虫的涎腺内。

三、虱

【学习要点】 虱（Louse）属于虱目虱科，体背腹扁平。分为体虱、头虱、阴虱三种。形态上体虱与头虱相似，头虱较黑、体小。阴虱似蟹状，活动较慢，足粗壮。胫节末端内侧有指状突起，跗节末端有一爪，两者对应构成握器，用其固定于毛发或纤维上。虱的生活史属不全变态，包括卵、若虫、成虫三期。成虫可传播流行性斑疹伤寒、回归热、战壕热等。

【目的要求】 认识虱的一般形态特征。

【项目与方法】

1. 自己观察 成虫：包括体虱、头虱和阴虱。

（1）体虱玻片标本：用低倍镜观察。灰白色，背腹扁平。体分头、胸、腹三部分，无翅。雌虱体较大，雄虱较小（图 1-3-57a）。

1）头部：前端钝圆，有触角 1 对，分 5 节。复眼 1 对，位于头部两侧突出处。口器为刺吸式，平时缩入头内。

2）胸部：3 节融合，无翅。3 对足粗壮，大小相似，胫节末端内侧生一指状突起，跗节末端生一弯曲的爪，与指状突形成握器。

3）腹部：扁平，雄虱腹部较狭小，体内末端有一交尾刺。雌虱腹部尾端呈“W”形。

（2）头虱玻片标本：形态与体虱区别较小，仅体略小，体色较深（图 1-3-57b）。

（3）阴虱玻片标本：形似蟹，胸部较腹部宽，前足细小，中足及后足粗大，腹部宽大于长，两侧有管状突起 4 对（图 1-3-57c）。

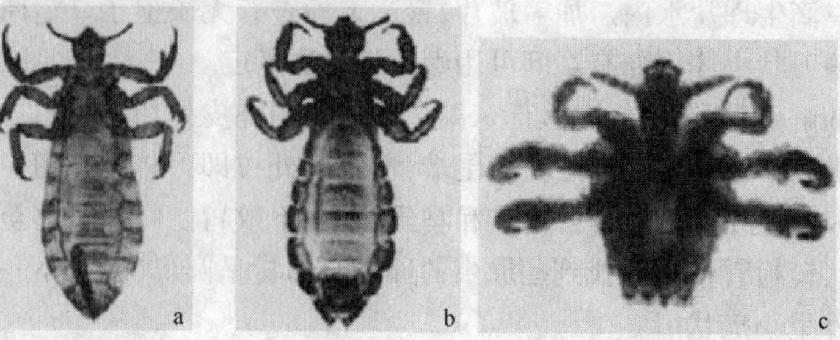

图 1-3-57　虱

a. 体虱；b. 头虱；c. 耻阴虱

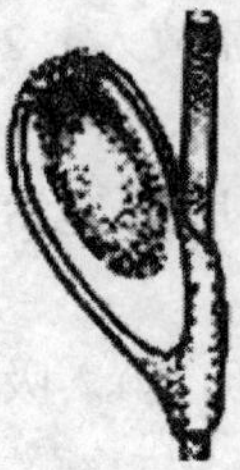

图 1-3-58　虱卵

2. 示教　生活史各期。

（1）卵（玻片标本）：长圆形，乳白色，一端有盖，其上有气孔，粘在纤维或毛发上（图 1-3-58）。

（2）若虫玻片标本：形态基本上与成虫相似，体较小。生殖器官未发育成熟。

【作业】

（1）绘一蚊翅（注意脉序的特征）。

（2）列表比较三属蚊种卵、幼虫、蛹、成蚊在形态上的主要区别。

【思考题】

（1）简述昆虫及蚊虫的形态特征。

（2）三属蚊虫传播哪些疾病？它们与病原体间有什么关系？

（3）城市蚊种与农村蚊种的分布有何不同？为什么？

（4）如果在墙壁上栖息着一群蚊虫，你可根据哪些特点把按蚊找出来？

（5）在稻田、污水及小型积水中各可以发现哪些蚊类的卵与幼虫？怎样鉴别？

（6）虱与传播疾病有关的生态习性有哪些？

（7）为什么人虱只能在人与人之间传播疾病？

实验十二　医学节肢动物（2）

一、蝇

【学习要点】　蝇（fly）是四害之一，传播疾病的范围较广，病原体包括细菌、病毒和寄生虫；引起消化道、呼吸道、神经系统和眼部的疾病。蝇的生活史属全变态。幼虫亦称蛆，有的蝇蛆还可引起蝇蛆病。幼虫孳生地类型很复杂，因种而异。蛹多在幼虫孳生地周围的泥土中。舐吸式口器的蝇为杂食性，足的爪垫能分泌黏液并长满细毛，有利于黏附病原体；蝇有边吃边吐边排便的习性。而刺吸式口器的蝇嗜吸人和动物血，可以传播锥虫病。应注意成蝇的形态结构和生态习性与传病的关系。

【目的要求】

(1) 认识蝇类生活史各期的一般形态特征及常见蝇种。

(2) 了解蝇类形态结构与传病的关系。

【项目与方法】

1. 教学录像　《常见医学昆虫》。

2. 自己观察

(1) 成蝇形态

1) 针插标本:肉眼观察或用放大镜观察。

全身密生鬃毛,体分头、胸、腹三部。

头部:有复眼 1 对,除麻蝇外,两复眼间的距离可区别雌雄,雌性两复眼距离较大,雄性两复眼距离较小。

胸部:腹侧有足 3 对。中胸发达,有翅 1 对。有的背部有黑色纵纹。

腹部:圆钝,分 10 节,外观上仅见 5 节,其余各节转化为外生殖器,平时缩在腹内。

2) 玻片标本:在低倍镜下观察。

舍蝇头部:有复眼 1 对,由很多六角形单眼组成。头顶中央有 3 个单眼,呈倒品字排列。触角 1 对,位于复眼间面颊中央,各由 3 节组成,第 3 节中段有触角芒(毛),呈羽毛状。口器为舐吸式,由基喙、中喙和唇瓣组成。基喙末端有下颚须 1 对。唇瓣发达,分两叶,由对称排列的凹沟(似气管样的结构)组成。

蝇腿部:满布鬃毛,分基、转、股、胫、跗五节;跗节末端有爪及爪垫各 1 对,爪垫上密布细毛。

蝇翅:6 条纵脉不分支,其第 4 纵脉的弯曲度及其末端与第 3 纵脉末端之距离远近是分类特征之一。

(2) 幼虫(蛆)的后气孔玻片标本:幼虫腹部第 8 节后侧有后气孔(门)1 对,后气孔由气孔环、气孔钮及气孔裂等部分组成。幼虫的后气孔形态是蝇类分类上的重要根据之一。

3. 示教

(1) 国内常见蝇种形态(成蝇)

1) 舍蝇(*Musca domestica vicina*):又称家蝇,体中小型,灰黑色,胸背部具有 4 条等长等宽的黑色纵纹。翅第 4 纵脉向上急弯曲成一角度,其末端与第 3 纵脉末端接近。触角芒的毛呈羽毛状分布(图 1-3-59)。

2) 丝光绿蝇(*Lucilia sericata*):体中型,呈铜绿或蓝绿色金属光泽,颊部银白色,翅的第 4 纵脉弯曲情况同舍蝇(图 1-3-60)。

3) 大头金蝇(*Chrysomyia megacephala*):体大型,具光亮金绿或蓝绿色金属光泽,复眼大而鲜红色,颊部橙黄色,翅的第四纵脉弯曲情况同舍蝇(图 1-3-61)。

4) 巨尾阿丽蝇(*Aldrichina grahami*):体大型,胸部灰黑色,具粗长的鬃毛,腹有青蓝色的金属光泽。胸背部有 3 条黑色纵纹。翅第 4 纵脉形状同舍蝇(图 1-3-62)。

5) 厩腐蝇(*Muscina stabulans*):体中等,暗灰色,中胸背面有四条黑色纵纹,两外侧纵纹有中断,翅的第四纵脉向前弯曲缓和,末端与第 3 纵脉末端距离较远。

6) 厩螫蝇(*Stomoxys calcitrans*):体中型,形似舍蝇,暗灰色,具刺吸式口器为其特点,触角芒单侧有细毛,胸背部的纵纹及第四翅脉弯曲情况似厩腐蝇。

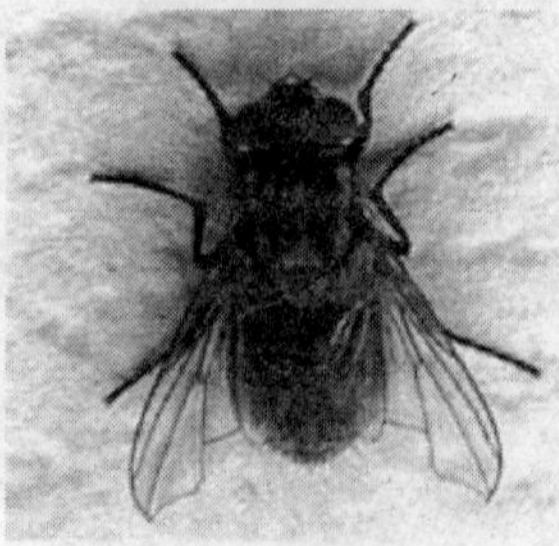

图 1-3-59　家蝇(雌性)

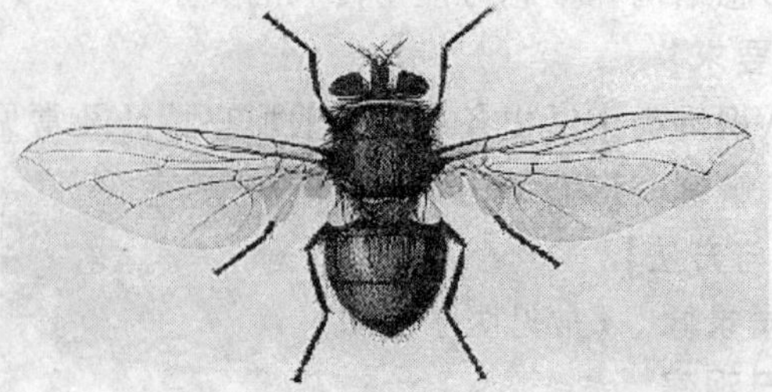

图 1-3-60　丝光绿蝇

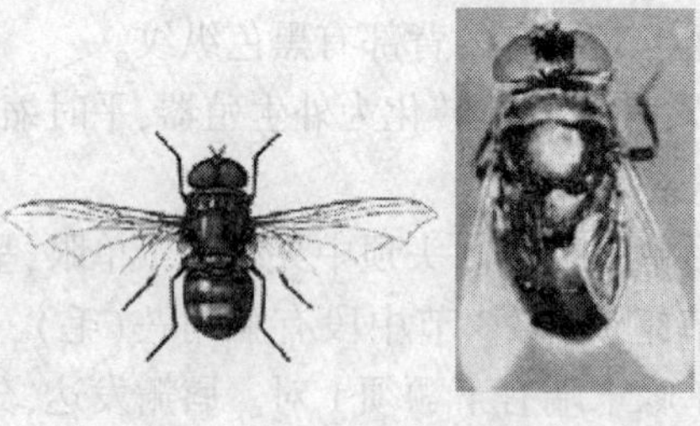

图 1-3-61　大头金蝇

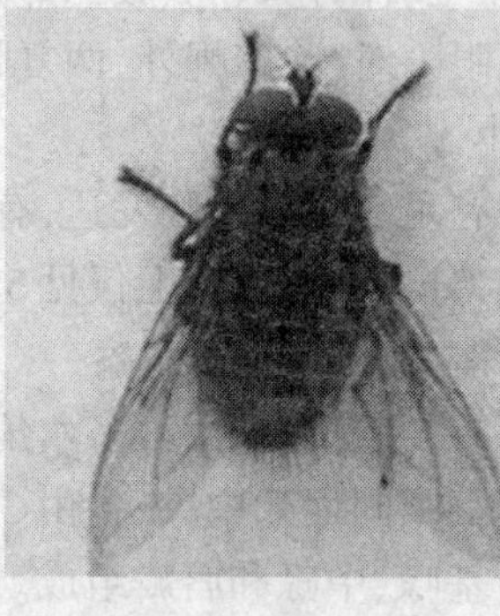

图 1-3-62　巨尾阿丽蝇

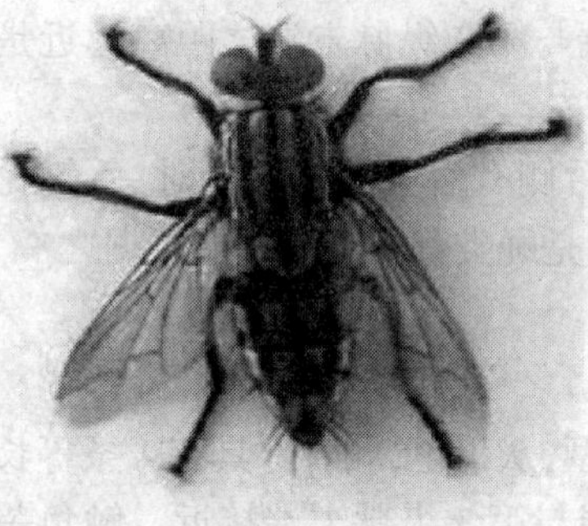

图 1-3-63　麻蝇

7）黑尾麻蝇（*Bellieria melenura*）：体大型，灰色。触角芒末端无毛。中胸背面有 3 条直的黑色纵纹，第 4 翅脉弯曲情况和舍蝇相似，腹部背面有黑白相间的棋盘样斑块（图 1-3-63）。

8）夏厕蝇（*Fannia canicularis*）：体小型，暗灰色。触角芒上无毛。翅第四纵脉几乎与第 3 纵脉平行。

（2）蝇生活史各期一般形态：卵、幼虫（蛆）、蛹、成虫。

二、白　蛉

【学习要点】　白蛉（sandfly）是较小的吸血昆虫，体黄棕色，驼背，全身披毛，跳跃式飞行，生活史属全变态，分卵、幼虫、蛹和成虫期，白蛉种类很多，传播黑热病的媒介是中华白蛉。主要掌握咽甲、受精囊及雄蛉外生殖器等与分类有关的形态特征。

【目的要求】

（1）认识白蛉生活史各期的一般形态。

（2）了解白蛉成虫与分类有关的形态结构。

（3）熟悉中华白蛉成蛉的主要特征。

【项目与方法】

1. 自己观察　中华白蛉（*Phlebotomus chinensis*）成虫、咽甲、受精囊玻片标本：腹背部第2～6节的毛为竖立，口甲不发达，咽甲的前部和中部有许多小尖齿，基部有若干条横脊，雌蛉受精囊似玉米棒状，分节（13～14节）；雄蛉外生殖器之上抱器第2节上有5根巨毛。

2. 示教　白蛉生活史各期的一般形态特征。

（1）成虫玻片标本：约3mm长，全身丛生细毛，体分头、胸、腹三部（图1-3-64）。

头部：有复眼1对，触角1对，刺吸式口器，较短，触须较口器为长，分为五节，自第四节起向上后方弯曲，触角更长，口腔内有口甲，咽部有咽甲。

胸部：向上隆起，形似驼背，中胸最发达，有翅1对，翅狭长而有毛，顶端尖，白蛉停落时两翅向上竖立，与身体成45°角。翅脉分布：第1、3、6纵脉不分叉，第2、4、5纵脉分叉，第2纵脉分3支，第4、5纵脉各分2支，有足3对，细而长。

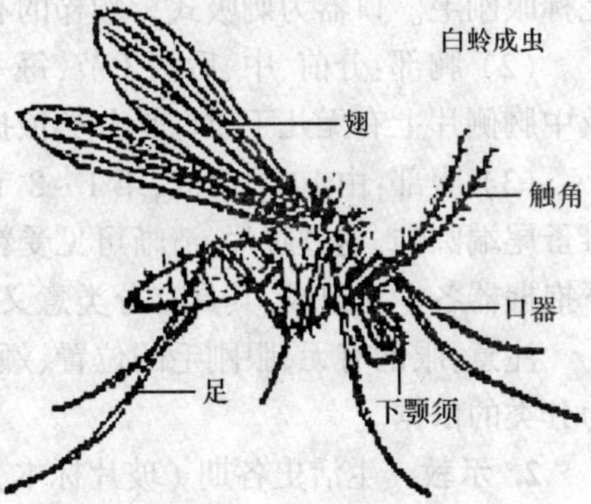

图1-3-64　白蛉成虫结构

腹部：有10节，第2～6节背面有细长的毛，或竖立，或平卧，或两者混杂，因种而异，通常竖立毛者为传病蛉种。雄蛉腹部末端有雄性外生殖器，包括上钳1对（每一上钳又分上下两节），上钳上节有巨毛，其数目与分布是分类依据之一。下钳1对，间中附器1对，阴茎1对，亚中尾须和生殖丝各1对。雌蛉腹部内有受精囊1对，其形状是分类依据之一。

（2）卵玻片标本：长椭圆形，两端圆滑，外壳上有纵横之网状花纹，呈深褐色。

（3）幼虫玻片标本：分4期，体分头、胸、腹三部分，无眼，口器为咀嚼式。第1期幼虫尾部有长刚毛一对，第2～4期幼虫尾部有长刚毛两对。

（4）蛹玻片标本：第4期幼虫成熟后脱皮于蛹之尾端，幼虫皮上的4根尾刚毛依然存在。

（5）蒙古白蛉（*Phlebtomus mongolensis*）受精囊、咽甲及雄外生殖器玻片标本：注意与中华白蛉相比较。蒙古白蛉腹部第2～6节背面的毛为竖立，虽为竖立毛，但因吸血后胃内形成围食膜，故不传病。无口甲，咽甲上有碎石块状的图案，末端无横纹。雌蛉受精囊短小，分为4节，形似“糖葫芦”；雄蛉外生殖器的上钳短而粗，有4根巨毛。

三、蚤

【学习要点】　蚤（flea）属昆虫纲蚤目。体侧扁，头部呈三角形，足粗壮善跳跃。蚤的生活史属全变态，包括卵、幼虫、蛹和成虫4期。成虫前胃有几丁质刺，与传病有关。成虫对温度较敏感，耐饥力强。蚤兼吸动物和人血，可在动物和人之间传播疾病，鼠疫、地方性斑疹伤寒都是其传播的自然疫源性疾病。

【目的要求】

（1）认识蚤生活史各期的一般形态及主要分类特征。

（2）了解几种常见蚤类。

【项目与方法】

1. 自己观察 成虫玻片标本：身体两侧扁平，无翅，分头、胸、腹 3 部分。

（1）头部：呈三角形，触角 1 对，分 3 节，位于头两侧的触角窝内。触角窝把头分为前头与后头两部分，前头上半部称额，下半部称颊。触角窝前有单眼 1 对，眼前方或下方有一鬃毛称眼刚毛。口器为刺吸式。颊栉的有无，以及眼刚毛位置是分类依据。

（2）胸部：分前、中、后胸 3 节，每一胸节由背片、腹片及侧片组成，前胸背片上有无胸栉及中胸侧片上有无几丁质杆是分类依据。无翅，有 3 对强壮的足。

（3）腹部：由 10 节组成，第 1～8 节各有气门一对，第 8 节上有一圆形臀片具感觉功能。雌蚤尾端圆钝，透过腹片，清晰可见受精囊。受精囊的形态为分类依据。雄蚤交配器由上、下抱握器各 1 对组成，其具有分类意义。

注意：眼的有无、眼刚毛的位置、颊栉及胸栉的有无、受精囊及雄外生殖器的形态等，均为分类的依据。

2. 示教 生活史各期（玻片标本）。

（1）卵：椭圆形，无盖，约 0.5mm×0.34mm。

（2）幼虫：乳白色，体细长，无足无眼，口器为咀嚼式。

（3）蛹：幼虫成熟后吐丝做茧，在茧内化为蛹。

（4）几种常见蚤类

1）致痒蚤（*Pulex irritans*）：颊栉及前胸栉均无，眼刚毛位于眼的下方，中胸侧板无垂直的侧板杆，雌蚤受精囊呈葫芦形（图 1-3-65）。

2）印鼠客蚤（*Xenopsylla cheopis*）：颊栉及前胸栉均无，眼刚毛位于眼的前方，中胸侧板有垂直的侧板杆，雌蚤受精囊呈“C”字形（图 1-3-66）。

3）方形黄鼠蚤松江亚种（*Citellophilus tesquorum sungaris*）：无颊栉，有前胸栉。雌蚤的受精囊头部呈椭圆形，尾部呈香蕉形。

4）猫蚤（*Ctenocephalides felis*）：颊栉及前胸栉均有，头长而尖。雌蚤受精囊呈“C”字形（图 1-3-67）。

5）犬蚤（Ctenocephalides canis）：颊栉及前胸栉均有，头较短，额圆形，雌蚤受精囊呈“C”字形。

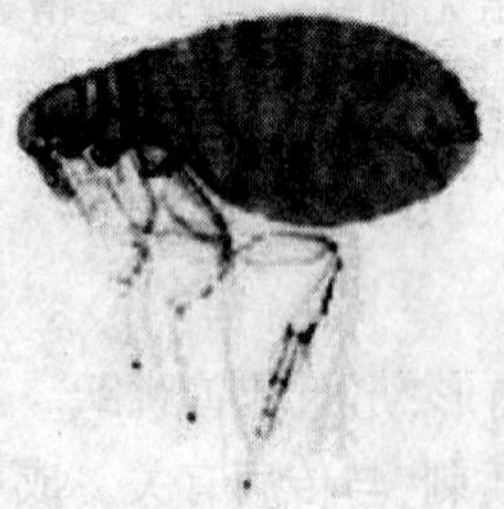

图 1-3-65 致痒蚤

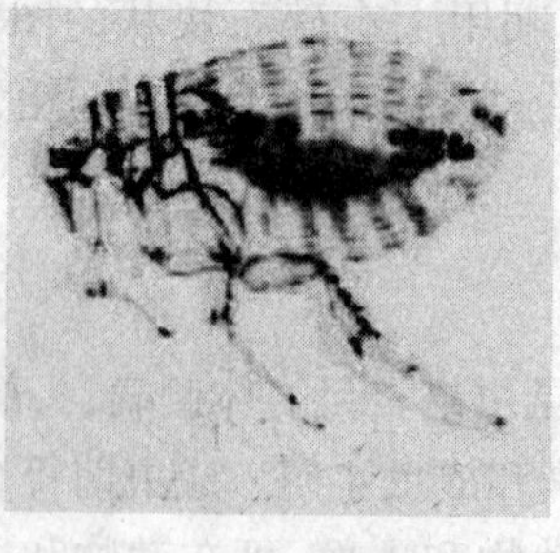

图 1-3-66 印鼠客蚤

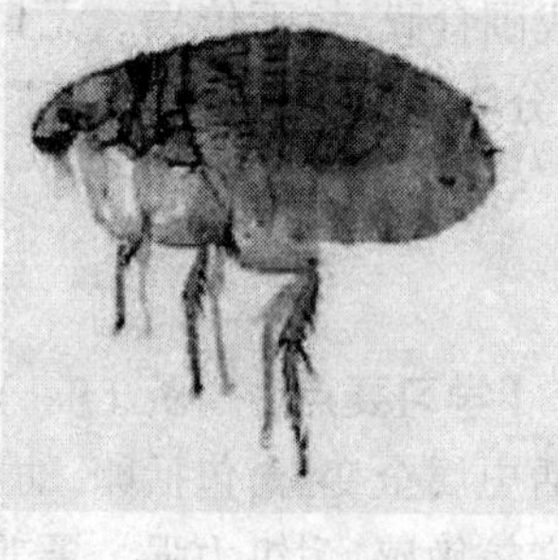

图 1-3-67 猫蚤

【作业】 绘图：

（1）舍蝇爪及爪垫（玻片标本在低倍镜下观察）。

（2）舍蝇翅脉的走向（玻片标本在低倍镜下观察）。

【思考题】

(1) 说明蝇类哪些形态特点与传病有关？为什么？

(2) 试设计某一自然村或一单位中防治苍蝇的计划。

(3) 白蛉的形态和生态有哪些特点？与防治有何关系？

(4) 白蛉传播什么病？怎样防治？

(5) 跳蚤的哪些形态结构和生态习性与传播鼠疫有关？

(6) 为什么蚤能迅速地在人和动物之间传病？

实验十三　医学节肢动物 (3)

一、蜱

【学习要点】 蜱（tick）类均营寄生生活，宿主范围很广，从两栖类到哺乳类。它是很多病原体的传播媒介和储存宿主，如病毒、细菌、立克次体和螺旋体等。并可将某些动物疾病传播给人类，在自然疫源性疾病的流行病学上起着重要作用。

【目的要求】

(1) 认识蜱生活史各期形态特点。

(2) 了解硬蜱与软蜱的主要区别。

(3) 以蜱为代表，了解蛛形纲的一般特征。

【项目与方法】

1. 教学录像 《蛛形纲》。

2. 示教(玻片标本)

(1) 硬蜱：躯体背面有一块硬的盾板，故称硬蜱。以全沟蜱为例，先用肉眼观察形状和大小，颚体的位置，足的形状及数目(图 1-3-68)。注意盾片大小，以区别雌雄。然后在低倍显微镜下观察其一般形态结构。

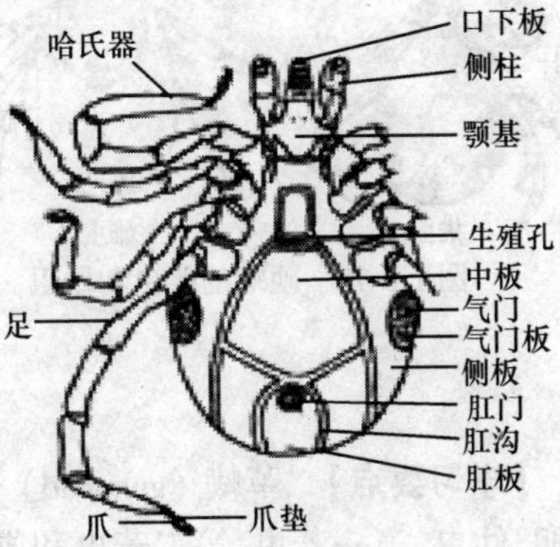

图 1-3-68　硬蜱的结构

1) 颚体（假头）：嵌在躯体前端的凹缘中，由以下几部分组成。

a. 螯肢：1 对，由颚基背部前方伸出，分为螯杆和螯趾，螯趾分为定趾和动趾，螯杆外包螯鞘，其功能为切割宿主皮肤吸血。

b. 颚基（假头基部）：在螯肢的后面与躯体相连，其背面形状与分类有关。

c. 口下片：从颚基腹面正中伸出，腹面有左右对称的数行倒齿，吸血时借倒齿附在宿主皮肤上。口下片通常从背面不易看到，因为位于螯肢的下面。

d. 触须：1 对，由颚体前端两侧角伸出，在螯肢两侧，由 4 节组成，第 4 节极小，位于第 3 节末端腹面。吸血时触须主要起固定和支持作用(图 1-3-69)。

2) 躯体：由头胸部及腹部融合而成，椭圆形，背腹扁平。表面革质弹性大。

a. 背面：盾片一块，雌蜱的盾片较小，仅覆盖躯体前端一小部分（约 1/3）。雄蜱的盾片

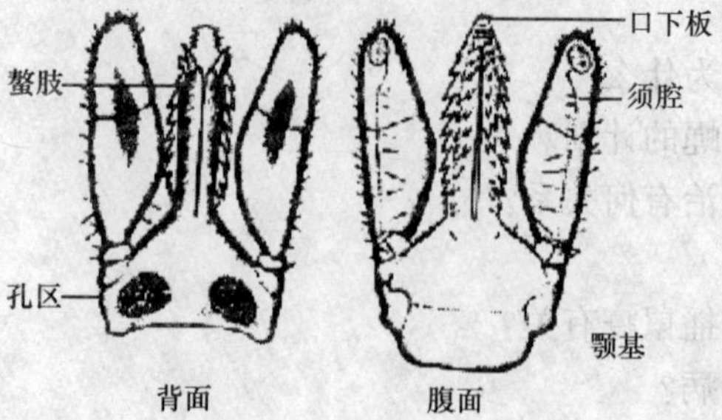

图 1-3-69 硬蜱触须的结构

则覆盖整个背面(图 1-3-70)。

b. 腹面:足 4 对,注意第 1 对足的跗节背面接近端部有哈氏器,具感觉功能。

c. 生殖孔:在躯体前 1/3 的正中,其开口是一横裂。

d. 肛门:在躯体后 1/3 的正中,肛门前有弧形的沟称肛沟。

e. 气门:在第 4 对足基节的后方,是一卵圆形的气门筛板,形状因种而异。雄蜱腹面尚有数块骨板。

注意:颚基之形状、肛沟的有无及位置、眼的有无、腹面骨板的有无、花纹及缘饰的有无等,均为硬蜱科分属的特征。

(2) 软蜱:用放大镜或解剖镜观察。棕褐色,基本形态与硬蜱相似(图 1-3-71),主要不同点如下:

1) 颚体在躯体腹面的前部,从背面不能见到。

2) 无盾片。

3) 气门在第 3 及第 4 对足基节之间。

4) 雌雄外形相似,不易识别,生殖孔雌性呈横沟状,雄性呈半月形。

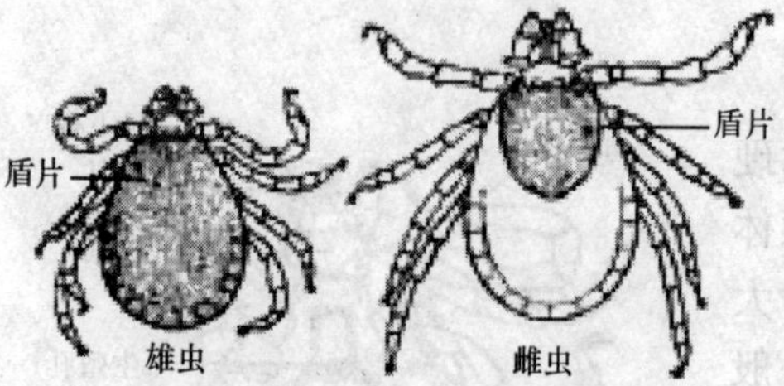

图 1-3-70 硬蜱的雌虫和雄虫

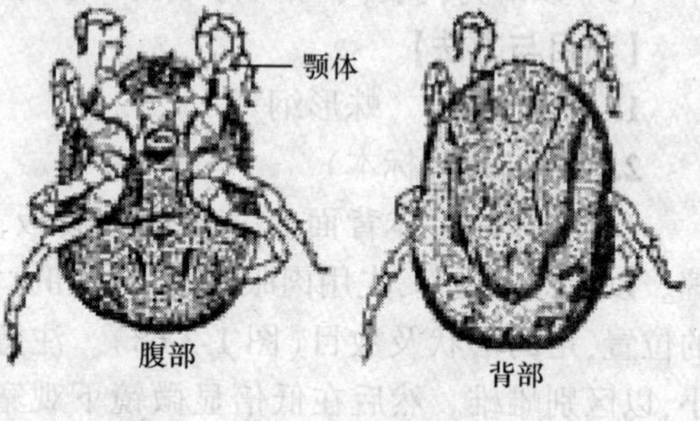

图 1-3-71 软蜱

二、革 螨

【学习要点】 革螨(gamasid)是螨类中种类最多,分布最广的一类。革螨的生活史分为卵、幼虫、第一若虫、第二若虫和成虫五期,革螨分为自生生活和寄生生活两类,革螨的宿主非常广泛,与很多自然疫源性疾病有着重要的关系。寄生性革螨的幼虫期不吸血。

【目的要求】 认识革螨的一般形态。

【项目与方法】

1. 成虫形态 玻片标本示教。

体圆形或卵圆形,黄色或褐色,大小 0.2~0.5mm,体表皮为膜质,由颚体和躯体两部分组成(图 1-3-72)。

(1) 颚体

1) 颚基:颈项状。

2）螯肢1对，由螯杆（基节）和螯钳（端节）构成，螯钳分为动趾和定趾；雌虫定趾上或有钳齿。

3）触须：1对，由颚基两侧伸出，呈指状，一般分为5节，其末节内侧有一粗壮的叉毛。

（2）躯体：背腹扁平。

1）背面：有1～2块背板。

2）腹面：雌虫在躯体腹面有胸板、生殖板、腹板和肛板等骨板；雄虫则往往愈合为1块，称为全腹板。足4对，各分为6节（包括基、转、股、膝、胫和跗节）。气门1对位于第3、4对足基节间的外侧呈圆孔状。

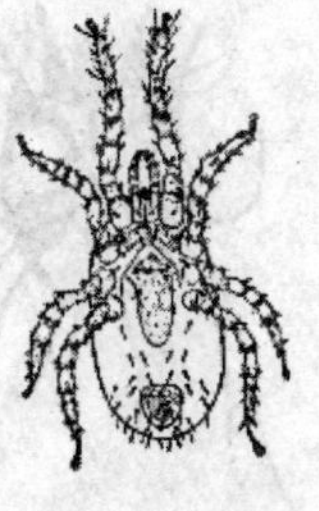

图1-3-72 革螨

2. 格氏血厉螨（*Haemolaelaps glasgowi*）（玻片标本示教） 雌虫胸板宽大于长，后缘内凹；生殖腹板较短，远离肛板，板上只有1对刚毛。

3. 毒厉螨（*Laelaps echidninus*）（玻片标本示教） 雌虫胸板长宽略相等；生殖腹板后端特别膨大，后缘凹陷，几乎与肛板相接，板上有4对刚毛。

三、恙 螨

【学习要点】 恙螨（trombicule）体小，仅幼虫阶段营寄生生活。依靠宿主的组织液作为营养，体分颚体与躯体两部分，种类很多，分类主要依据躯体盾片形状，盾片上刚毛及感器的形状、位置、背刚毛排列及数目，足节数等。生活史包括卵、前幼虫、幼虫、若蛹、若虫、成蛹、成虫等期。

【目的要求】 了解恙螨幼虫的一般形态及其分类上的鉴别要点。

【项目与方法】（玻片标本示教）

地里纤恙螨幼虫形态：恙螨幼虫为椭圆形，体长小于1mm，活的幼虫鲜红色，封片后为灰白色，由颚体与躯体组成（图1-3-73）。

颚体位于躯体的前端，有螯肢1对，触须1对。

躯体背侧前端有一盾片，长方形。盾片上有毛5根和感器1对，感器从隆起的感器基长出丝状，并列于中部。眼1～2对，在盾片两侧的眼片上。腹面有足3对。在盾片后方的躯体上有横列的28根背毛，其排列为2-8-6-6-4-2，共28根。

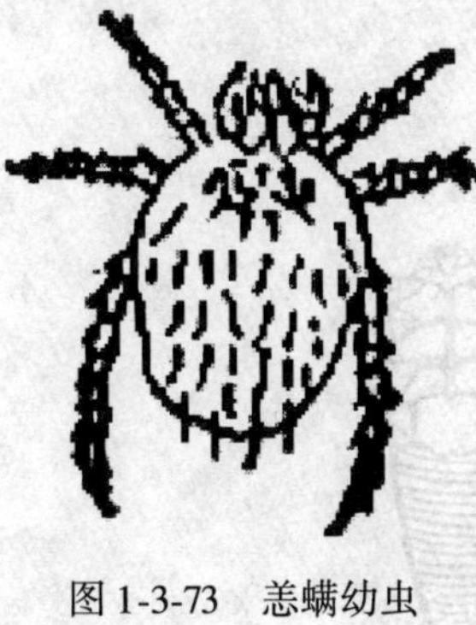

图1-3-73 恙螨幼虫

四、疥 螨

【学习要点】 疥螨（*Sarcoptes scabiei*）是一种永久性寄生螨，寄生于宿主的皮肤表皮层内，引起疥疮。寄生在人体的螨是人疥螨（*Sarcoptes scabiei hominis*）生活史分卵、幼虫、两期若虫和成虫五个时期。

【目的要求】 认识疥螨的一般形态。

【项目与方法】

1. 自己观察

（1）取兔的活疥螨，观察其缓慢活动。

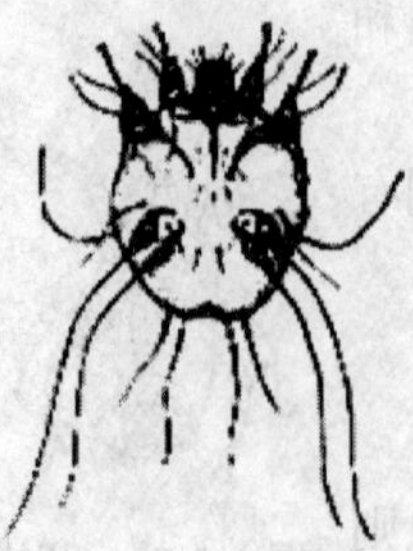

图 1-3-74　疥螨（雌性）

（2）观察疥螨玻片标本，先以肉眼观察，注意其大小，然后在显微镜下观察一般形态。

1）腭体：很小，在躯体前端，由螯肢、触须各 1 对组成。

2）躯体：无眼，无气门。腹面有足 4 对，两对在前，两对在后。前两对足的末端雌雄均有带柄的吸垫；后两对足雌雄不同，雌虫各足的末端均有一根长毛，而雄螨第 4 对足末端是带柄的吸垫。肛门位于虫体末端。雌疥螨的产卵孔在腹面中央，交配孔位于躯体末端（图 1-3-74）。雄疥螨外生殖器位于后两足之间。

2. 示教　疥螨幼虫玻片标本：与成虫相似，只有 3 对足，前 1 组足 2 对，末端各具 1 吸垫，后 1 对足则各具 1 长毛。

五、蠕　形　螨

【学习要点】　蠕形螨俗称毛囊虫，寄生在人和哺乳动物的毛囊和皮脂腺内，寄生在人体的有毛囊蠕形螨（*Demodex folliculorum*）和皮脂蠕形螨（*Demodex brevis*）。体细长呈蠕虫状，乳白色，成虫体长 0. 15～0. 3mm。颚体梯形。躯体分足体（前部）和末体（后部）两部分。足体约占躯体近 1/2～1/5，有足 4 对，足粗短呈芽突状。雄螨的阳茎位于足体背面的第 2 对足之间，雌螨的生殖孔在其腹面第 4 对足之间。末体占体长 1/2 以上，体表呈环状横纹。毛囊蠕形螨较长（0. 1～0. 4mm），末端钝圆。皮脂蠕形螨略短（0. 1～0. 2mm），末端尖细，末体占体长的 1/2（图 1-3-75、图 1-3-76）。

【目的要求】　认识蠕形螨一般形态。

【项目与方法】

1. 示教

（1）成虫：见学习要点。

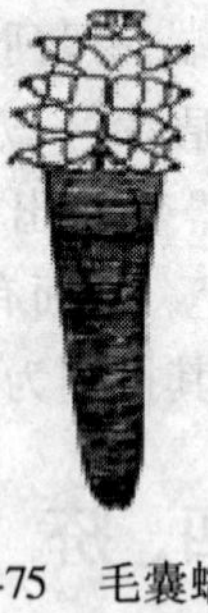

图 1-3-75　毛囊蠕形螨

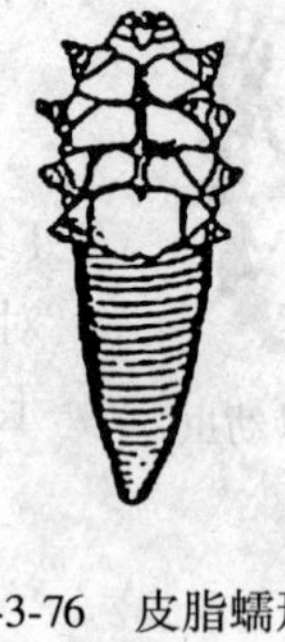

图 1-3-76　皮脂蠕形螨

（2）生活史各期

1）卵：毛囊蠕形螨卵乳白色，半透明，呈蘑菇状，长 80～100μm。皮脂蠕形螨卵乳白色，半透明，卵圆形，大小 30～60μm。

2）幼虫：体小，蠕虫状，有足 3 对。

3）前若虫和若虫：细长，杆状，不活动，生殖器官未发育成熟。

2. 蠕形螨检查（以小班为单位安排）　取一定大小的单面透明胶纸，在睡前贴在鼻尖、左右两侧的鼻翼、鼻唇沟等部位，次日起床后揭开，贴附在干净载玻片上，置镜下找虫。

其他方法有刮器法：将被检者额部皮肤张紧，用钝性刮器与受检皮肤成60°角，加压刮取皮脂。载玻片上滴一滴石蜡油，将皮脂用牙签均匀分散在石蜡油中，加盖片镜检。

镊取法：改制的平头手术镊镊取鼻翼、鼻唇沟处的皮脂，其他步骤同上。

【作业】 写出蠕形螨检查实验报告。

【思考题】

(1) 试述蜱和螨形态的主要区别；硬蜱与软蜱形态的主要区别。

(2) 简述革螨一般形态特征，革螨与疾病的关系，如何防治？

(3) 简述恙螨幼虫的一般形态特征，恙螨与疾病的关系，如何防治？

(4) 试述疥螨一般形态特征，有什么危害？它是怎样传播的？如何防治？

(5) 试述蠕形螨的一般形态，如何区别毛囊蠕形螨和皮脂蠕形螨？怎样诊断蠕形螨感染？

第二篇 融合实验

实验一 小儿腹泻的病原体检测

小儿腹泻是一组由多病原、多因素引起的以大便次数增多和大便性状改变为特点的儿科常见病，多见于6个月至2岁婴幼儿。目前小儿腹泻从病因上可分为感染性腹泻和非感染性腹泻两大类。感染性腹泻分为肠道内感染和肠道外感染两种。肠道内感染主要分为病毒性感染（轮状病毒、杯状病毒、肠道腺病毒、星状病毒等）、细菌性感染（致病性大肠埃希菌、志贺菌、空肠弯曲菌、沙门菌）及肠道原虫感染；肠道外感染主要由上呼吸道感染、中耳炎、肺炎等引起。非感染性腹泻主要由饮食因素和气候因素构成。本实验分别以肠道致病菌、轮状病毒以及寄生虫感染的实验室检查为例，简述小儿腹泻的实验室检测方法。

一、肠道致病菌的微生物学检查

（一）常用培养基介绍

1. 麦康克培养基 含胆盐、乳糖、中性红指示剂等，呈淡红色。肠道非致病菌菌落呈红色，而致病菌菌落无色透明。

2. 伊红-亚甲蓝培养基 含伊红、亚甲蓝、乳糖等，呈紫红色。肠道非致病菌发酵乳糖产酸，菌落呈紫黑色，有金属光泽；而致病菌不发酵乳糖，菌落为无色透明小菌落。

3. 中国蓝琼脂平板 含乳糖、中国蓝、玫瑰红酸等，呈淡紫红色。肠道非致病菌菌落较大，蓝色，不透明；而致病菌菌落较小，淡红色，透明或半透明。

4. SS 琼脂平板 含乳糖、胆盐、煌绿、硫代硫酸钠等，是分离沙门菌属及志贺菌属的强选择培养基。肠道非致病菌菌落较大，不透明，呈红色；而致病菌菌落较小，透明或半透明，无色或淡黄色。

5. 双糖铁培养基 下层为半固体，含葡萄糖；上层为固体，含乳糖和硫酸亚铁，指示剂为酚红。可观察细菌的下列指标：①利用葡萄糖和乳糖的情况；②有无动力；③是否产硫化氢；④增菌。

（二）肠道致病菌的分离鉴定

Ⅰ. 标本采集 采集标本应注意病程。取粪便标本时宜取脓血或黏液部分，立即送检。若不能及时送检，应用30%甘油缓冲盐水保存。无法获得粪便时可采用肛拭子。

Ⅱ. 分离培养 粪便标本或肛拭子可直接在选择培养基上划线分离培养，可在中国蓝琼脂平板、SS琼脂平板、伊红-亚甲蓝琼脂平板中选择一种使用。血、骨髓、尿标本，可先经增菌培养基增菌培养后再取培养物在平板上划线分离培养。置37℃培养18～24h。

Ⅲ. 初步鉴定

【材料】 双糖铁培养基、尿素培养基。

【方法】 经平板划线分离培养，每份标本选取 3 ~ 5 个可疑菌落，每个菌落各接种 1 支双糖铁培养基，经 37℃ 培养 18 ~ 24h，观察结果。

【结果】 根据表 2-1 作出初步鉴定。

表 2-1　可疑菌落初步鉴定结果

葡萄糖	乳糖	动力	H_2S	尿素	菌种
+	+	+/−	−	−	肠道非致病菌
+	−	−	−	−	痢疾志贺菌
+	−	+	+/−	−	伤寒沙门菌
+	−	+	++	−	甲型副伤寒沙门菌、乙型副伤寒沙门菌
+	−	+	+	+	变形杆菌

Ⅳ. 血清学鉴定

【材料】

(1) 伤寒沙门菌、甲型副伤寒沙门菌、乙型副伤寒沙门菌、痢疾志贺菌的诊断血清。

(2) 玻片、生理盐水。

(3) 双糖铁培养基斜面培养物。

【方法与结果】 根据初步鉴定结果，用已知诊断血清作玻片凝集试验，若发生凝集，即可确定。若凝集反应阴性，应复查后再定。

Ⅴ. 进一步鉴定——生化反应

【材料】

(1) 5 管糖发酵管：葡萄糖、乳糖、麦芽糖、甘露糖、蔗糖。

(2) 蛋白胨水培养基、痢疾杆菌多价血清、玻片、生理盐水。

【方法与结果】

(1) 将经初步鉴定的菌种接种于 5 管糖发酵管、蛋白胨水培养基。

(2) 置 37℃ 培养 24h 后观察细菌生长后的反应（乳糖发酵管应培养 2 ~ 10d）。

(3) 根据以上生化反应结果，参见表 2-2 常见肠道杆菌主要生化反应简明鉴定表做出判断。

表 2-2　常见肠道杆菌主要生化反应简明鉴定表

	双糖铁				葡萄糖	乳糖	麦芽糖	甘露糖	蔗糖	基质	尿素	枸橼酸盐
	上层	下层	H_2S	动力								
大肠埃希菌	+	⊕	−	+	⊕	⊕/+	⊕	⊕	⊕/−	+	−	−
产气杆菌	+	⊕	−	+	⊕	⊕/+	⊕	⊕	⊕/−	−	−	+
普通变形杆菌	−	⊕	+	+	⊕	−	⊕/−	−	⊕	+	+	+/−
肺炎克雷伯菌	+/−	⊕	−	−	⊕	⊕/+	⊕	⊕	⊕	−	−	+
伤寒沙门菌	−	+	+/−	+	+	+	+	+	−	−	−	+/−
甲型副伤寒沙门菌	−	⊕	+	+	⊕	+	+/⊕	⊕	−	−	−	−
乙型副伤寒沙门菌	−	⊕	++	+	⊕	+	+/⊕	⊕	−	−	−	+/−
痢疾志贺菌	−	+	−	−	+	+/迟	+/−	−	−	−	−	−
宋内志贺菌	−	+	−	−	+	+	+	⊕	−	−	−	−
福氏志贺菌	−	+	−	−	+	−	+	⊕	−	+	−	−

注：−：阴性；+：阳性；⊕：产酸产气；+/−：多数菌株为阴性

（4）先选用多价血清做玻片凝集试验，进而用因子血清做玻片凝集试验。据凝集反应结果作出报告。

附：分离鉴定步骤

见图 2-1。

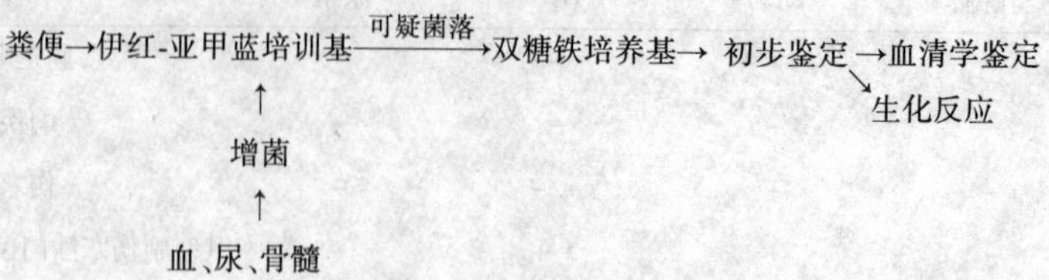

图 2-1 分离鉴定步骤

（三）肥达反应

用已知的伤寒沙门菌 O、H 抗原和甲、乙型副伤寒沙门菌 H 抗原，与患者血清作定量凝集试验，以测定患者血清中相应抗体的含量及其变化情况，称为肥达反应（widal test），作为伤寒、副伤寒诊断的参考。一般间隔 5 ~ 7d 重复采血检查，若抗体随病程进展而上升，即有诊断价值。

【材料】

（1）伤寒沙门菌 O、H 菌液，甲、乙型副伤寒沙门菌 H 菌液，生理盐水，患者血清。

（2）华氏管、吸管、试管架、55℃水浴箱。

【方法】

1. 稀释血清

（1）取干燥清洁华氏管 20 支，以四排五列的次序摆放在试管架上。

（2）另取中试管 1 支，加入生理盐水 3. 8ml 和被检血清 0. 2ml，将两液充分混匀，稀释成 1∶20 血清稀释液。

（3）取上述 1∶20 血清稀释液 2ml，按每管 0. 5ml 分别加于各排第 1 列管中。

（4）于上述中试管内再加生理盐水 2ml，混匀，吸取此稀释液（1∶40）2ml，按每管 0. 5ml 分别加于各排第 2 列管中。

（5）如上继续重复操作，直至第 4 列各管中。

（6）向第 5 列各管内加生理盐水 0. 5ml，以作对照。

2. 加抗原诊断液（含菌量 10 万个/ml）

（1）向第 1 排 5 个试管中各加入伤寒沙门菌 H 菌液 0. 5ml。

（2）向第 2 排 5 个试管中各加入伤寒沙门菌 O 菌液 0. 5ml。

（3）向第 3 排 5 个试管中各加入甲型副伤寒沙门菌 H 菌液 0. 5ml。

（4）向第 4 排 5 个试管中各加入乙型副伤寒沙门菌 H 菌液 0. 5ml。

（5）振荡混匀，置 55℃水浴中 2 ~ 4h 或 37℃温箱中 8h，然后取出放置冰箱或室温中，20 ~ 22h 后观察结果（表 2-3）。

表 2-3　肥达反应操作程序表　（单位：ml）

菌液 \ 稀释的患者血清	0.5(1∶20)	0.5(1∶40)	0.5(1∶80)	0.5(1∶160)	0.5 盐水
伤寒沙门菌 H	0.5	0.5	0.5	0.5	0.5
伤寒沙门菌 O	0.5	0.5	0.5	0.5	0.5
甲型副伤寒沙门菌 H	0.5	0.5	0.5	0.5	0.5
乙型副伤寒沙门菌 H	0.5	0.5	0.5	0.5	0.5
血清最后稀释度	1∶40	1∶80	1∶160	1∶320	对照

【结果】 若血清中含有与该菌相应的抗体，则可发生凝集反应。凝集程度以“+”表示：

++++：最强，上液澄清，细菌全部凝集沉淀于管底。

+++：强，上液轻度混浊，细菌大部分凝集沉淀于管底。

++：中强，上液较混浊，细菌部分凝集。

+：弱，上液混浊，细菌少部分凝集。

-：不凝集，液体混浊度与对照相同。

效价判定：对照管均不发生凝集时，依此观察试验管。以凝集呈“++”反应的血清最高稀释度为凝集效价。例如，第 1 排各管的凝集程度为“+++”，“++”，“++”，“+”，“-”（对照），抗体的效价判定为 1∶160。

二、A 组轮状病毒感染的实验室检测

轮状病毒呈世界性分布，可分为 7 个组（A～G），A～C 组轮状病毒能引起人类和动物腹泻，D～G 组只引起动物腹泻。A 组轮状病毒最为常见，是引起 6 个月～2 岁婴幼儿严重胃肠炎的主要病原体，占病毒性胃肠炎的 80% 以上，是导致婴幼儿死亡的主要原因之一。

（一）ELISA 检测

ELISA 检测采用快速轮状病毒抗原酶标诊断试剂盒。试剂盒采用一步法原理，由 A 组轮状病毒单克隆抗体制成。反应全过程只需 30min，具有快速、特异、敏感、方法简单的特点。

【试剂盒组成】

（1）预包被板条 48 孔。

（2）取样塑料管 48 支。

（3）酶标志物。

（4）阳性对照。

（5）洗液。

（6）显示液 A、B。

（7）终止液。

【操作步骤】

（1）试剂盒放置室温平衡 20～30min；浓缩洗涤液用蒸馏水 10 倍稀释备用。

（2）用取样塑管直接吸取待检粪便 1 滴（约 50μl），滴于反应孔内，设阳性对照和空白对照各 1 孔。

（3）除空白对照外，每孔加 1 滴酶标志物，轻轻摇动混匀。

(4) 置37℃ 20min后,用洗液洗4次,甩净拍干。

(5) 每孔先后加入显示液A、B各1滴,室温暗处静置10min判定结果。

【结果判断】

1. 目测 待检样品孔显蓝色为阳性,不显色为阴性。

2. 酶标仪判断结果 每孔加入终止液1滴,以空白孔调零,450nm波长测定待检标本*OD*值≥0.15判为阳性,反之为阴性。

(二) RT-PCR检测

【材料和方法】

1. 标本的处理 制备10%的便悬液:将粪便标本加到1.5ml EP管中,加入标本处理液,震荡3次,每次10s。然后静置10min,再以8000r/min离心5min。

2. 引物设计与合成 参考标准A组轮状病毒第9基因序列两个高保守区,在计算机辅助下设计一对组特异引物:

P1(+):5′-GGTTAGCTCCTTTTAATGTATGGT-3′34bp~57bp;

P2(-):5′-ACTGATCCTGTTGGCCATCC-3′398bp~378bp。

3. 轮状病毒RNA的提取

(1) 取Hank's液稀释的10%粪便上清300μl,加10% SDS 30μl。

(2) 56℃水浴30min。

(3) 加300μl Tris平衡酚,12 000r/min离心10min,取上清。

(4) 加300μl氯仿:异戊醇(24∶1),12 000r/min离心10min,取上清。

(5) 加2倍体积的无水乙醇,-20℃放置30min,12 000r/min离心10min,取沉淀。

(6) 用75%乙醇洗一次,倒置放置在滤纸上干燥,溶于30μl去离子水中。

4. RT 以负链P2作反转录引物,进行cDNA的合成,反转录体积20μl。组成为:

5×RT buffer	4μl
10mmol/L dNTPs	2μl
RNase	0.5μl(10U/μl)
25mmol/L $MgCl_2$	4μl
dsRNA(预先煮10min后,立即插入冰浴)	6μl
10μmol/L P2	2μl
AMV RTase	0.5μl(10U/μl)
ddW	4μl

混匀,42℃60min。煮沸10min,终止反转录,-20℃保存。

5. PCR 反应体积30μl。组成为:

10×PCR buffer	3μl
10mmol/L dNTPs	2.4μl
10μmol/L P1	1.3μl
10μmol/L P2	1.3μl
RT product	5μl
Taq polymerase	1μl(1U/μl)
ddW	16μl

上机程序:94℃ 40s,56℃ 55s,72℃ 60s,36 个循环,最后 72℃延伸 300s。

反应完毕,取 10μl 扩增产物跑 1.7% 琼脂糖电泳,EB 染色,紫外灯下观察。

【结果判断】 应用设计合成的引物,扩增产物大小应为 362bp。上述 PCR 产物经琼脂糖电泳分离后,若出现 360bp 大小条带,则判为阳性;反之则判为阴性。

三、肠道腹泻原虫的实验室检测

(一) 粪便直接涂片法查溶组织内阿米巴滋养体和蓝氏贾第鞭毛虫滋养体

滴一滴生理盐水于洁净的载玻片上,用竹签或牙签挑取绿豆大小的粪便块,在生理盐水中涂抹均匀,涂片的厚度以透过涂片隐约可辨认书上的字迹为宜。一般在低倍镜下检查,如用高倍镜观察,需加盖片。气温愈接近体温,滋养体的活动愈明显。必要时可用保温台保持温度。

(二) 碘液染色查溶组织内阿米巴包囊和蓝氏贾第鞭毛虫包囊

直接涂片方法同上,以一滴碘液代替生理盐水。如碘液过多,可用吸水纸从盖片边缘吸去过多的液体。若同时需检查活滋养体,可在用生理盐水涂匀的粪滴附近滴一滴碘液,取少许粪便在碘液中涂匀,再盖上盖片。涂片染色的一半查包囊;未染色的一半查活滋养体。

碘液配方:碘化钾 4g,碘 2g,蒸馏水 100ml。

(三) 抗酸染色法查隐孢子虫卵囊

(1) 以竹签挑取患者粪便少许,于载玻片上涂制成 2 分硬币大小的粪膜,自然干燥。

(2) 滴加甲醇固定。

(3) 置玻片于染色架上,滴加苯酚品红染液盖满粪膜,染色 5min。

(4) 用水冲洗。

(5) 用 10% 硫酸溶液褪色约 2min。

(6) 用水冲洗。

(7) 用 1∶10 孔雀绿工作液复染 1min。

(8) 用水冲洗,自然干燥。

(9) 油镜检查。隐孢子虫卵囊染成玫瑰红色,背景蓝绿色。卵囊圆形或椭圆形,直径 3～5μm,内含 4 个月芽形子孢子,排列多不规则。残余体为暗黑色颗粒状,大小不等。

染液配制:①苯酚复红染色液:碱性复红 4g,95% 乙醇溶液 20ml,苯酚 8ml,蒸馏水 100ml。②10% 硫酸溶液:纯硫酸 10ml,蒸馏水 90ml。③2% 孔雀绿原液:孔雀绿 2g,蒸馏水 100ml。

实验二　化脓性球菌的分离鉴定

(一) 化脓性球菌形态与染色观察

【材料】 葡萄球菌、链球菌、脑膜炎奈瑟菌、肺炎链球菌、淋病奈瑟菌的染色标本片。

【方法】 显微镜下观察各种标本片,注意其基本形态、染色性及排列特性。

(二) 化脓性球菌培养物观察

【材料】 金黄色葡萄球菌、表皮葡萄球菌、甲型溶血性链球菌、乙型溶血性链球菌、肺炎链球菌血液琼脂平板培养物。

【方法】 观察各种细菌菌落形态,注意大小、表面、边缘、透明度、色素、溶血性,并分别将金黄色葡萄球菌与表皮葡萄球菌、甲型链球菌与乙型溶血性链球菌、肺炎链球菌与甲型溶血性链球菌进行对照观察。

(三) 葡萄球菌血浆凝固酶实验

【原理】 血浆凝固酶是鉴别葡萄球菌有无致病性的重要标志,大多数金黄色葡萄球菌能产生此酶。血浆凝固酶并不直接作用于血浆纤维蛋白原(凝血因子Ⅰ),而是在凝固酶反应因子存在的条件下,与凝血酶形成稳定的复合物——葡萄球菌凝血酶。此复合物有凝血酶样活性,可使纤维蛋白原变成纤维蛋白,导致血浆凝固。兔或人血浆中均存在凝固酶反应因子,故金黄色葡萄球菌能致人或兔血浆凝固。血浆凝固酶分为结合于菌体的酶和游离的酶两种,可分为用玻片法和试管法测定。

Ⅰ. 玻片法

【材料】

(1) 金黄色葡萄球菌、表皮葡萄球菌 18 ~24h 斜面。

(2) 兔(或人)血浆、生理盐水。

(3) 玻片。

【方法】

(1) 将玻片分成 3 格,用毛细吸管分别在第 3 格加 1 滴生理盐水,第 1 及第 2 格各加 1 滴血浆。

(2) 取金黄色葡萄球菌斜面培养物混悬于第 3 格及第 1 格内,第 2 格混悬表皮葡萄球菌,静置片刻,观察结果。

【结果】 第 3 格和第 2 格不凝集;第 1 格中金黄色葡萄球菌凝集成块,判定为血浆凝固酶阳性。

Ⅱ. 试管法

【材料】

(1) 金黄色葡萄球菌、表皮葡萄球菌 18 ~24h 肉汤培养物。

(2) 兔(或人)血浆、生理盐水。

(3) 试管。

【方法】 取试管 2 支,各加 1∶4 稀释的血浆 0.5ml,于其中 1 支试管加入 24h 培养的金黄色葡萄球菌悬液 0.5ml,于另 1 支试管加入 24h 培养的表皮葡萄球菌悬液 0.5ml。置 37℃水浴 30min 后观察结果。

【结果】 加金黄色葡萄球菌的试管中血浆凝固,为凝固酶阳性;加表皮葡萄球菌的试管中血浆不凝固,为阴性。

(四) 葡萄球菌噬菌体分型

【原理】 金黄色葡萄球菌对噬菌体敏感,可用噬菌体将其分为Ⅰ、Ⅱ、Ⅲ、Ⅳ四群,30 多个型,在流行病学调查中有重要意义。

【材料】

(1) 各型标准噬菌体液。

(2) 待分型的葡萄球菌 6 ~ 8h 肉汤培养物。

【方法】

(1) 将琼脂平板分为两半,分别涂布金黄色葡萄球菌及表皮葡萄球菌。

(2) 待菌液干后,用取菌环取各型噬菌体 1 滴,分别滴于细菌各涂布区的中央部。置 37℃培养 18 ~ 24h 后观察结果。

【结果】 接种金黄色葡萄球菌的平板表面如出现无菌区,说明已培养的金黄色葡萄球菌是该型噬菌体相应的葡萄球菌。

(五) 脓标本中化脓性球菌的分离鉴定

脓标本中化脓性球菌的分离鉴定程序如图 2-2。

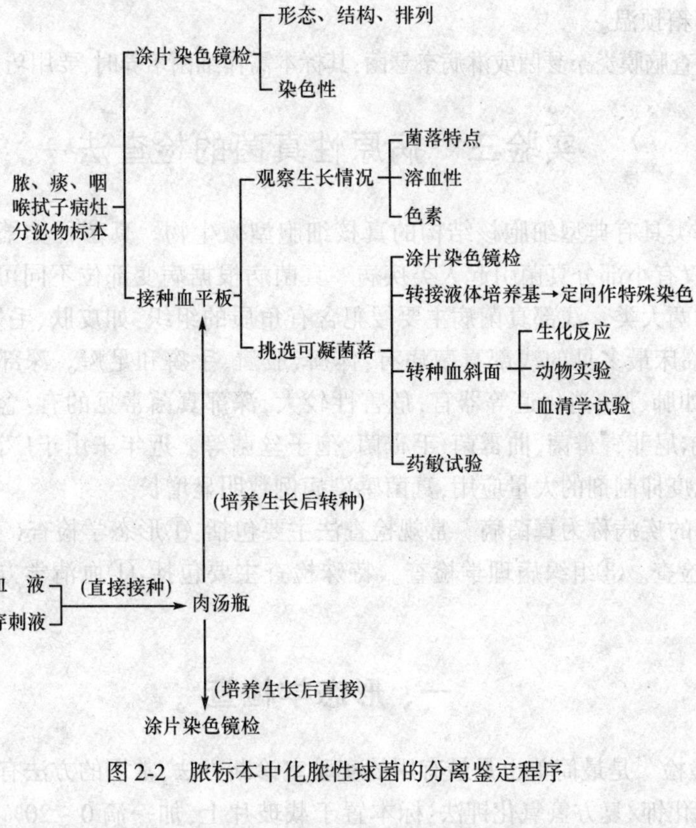

图 2-2　脓标本中化脓性球菌的分离鉴定程序

【原理】 从临床标本中,根据各种化脓性球菌不同的生物学特性,直接涂片镜检,分离培养,鉴定出未知的化脓性球菌,不仅可提供化脓性感染疾病临床诊断的依据,而且可进行药物敏感试验,为临床选用有效的抗菌药物提供参考。本实验主要是以葡萄球菌、链球菌、脑膜炎球菌、肺炎球菌、淋球菌为检查对象。

【材料与方法】

1. 标本的采集和处理

(1) 脓标本:用无菌棉签蘸取患处深部脓液少许,置入无菌试管内,送检。

(2) 痰标本:用无菌棉签挑取患者浓稠痰块,置入无菌试管内,送检。

(3) 咽喉部标本：令患者张大口，用压舌板压住舌根部，用无菌棉签蘸取咽喉部分泌物，置入无菌试管内，送检。

(4) 血标本：疑为化脓性球菌败血症患者，在严格无菌操作下，静脉采血 5 ~ 6ml，床旁直接种入 50ml 的肉汤培养基内，立即摇匀，送检。

(5) 脑脊液标本：需作脑脊液细菌检验的患者，在严格无菌操作下，作腰椎穿刺取脑脊液，送检。

2. 检验程序 根据检查的要求和目的，按所示程序进行检查。

【结果】 通过上述检查，得出标本中化脓性球菌的种类和细菌药物敏感试验的结果。

【注意事项】

(1) 上述只表明一般的检查原则，在实际检查中，还需根据临床提供的初步诊断，作定向检查。

(2) 若疑为流行性脑脊髓膜炎或淋病患者，其标本送检时，要注意保温，所用的培养基要提前放入孵箱预温。

(3) 欲检查脑膜炎奈瑟菌或淋病奈瑟菌，其标本需作细菌培养时，要用巧克力琼脂平板。

实验三　病原性真菌的检查法

真菌是一类具有典型细胞核结构的真核细胞型微生物。真菌种类繁多，分布广泛，大多对人有益，仅有小部分真菌引起人类疾病。真菌病根据病变部位不同可分成浅部真菌病和深部真菌病两大类。浅部真菌病主要侵犯含有角质的组织，如皮肤、毛发和指甲等处，引起各种癣病，临床最多见的浅部真菌病有：体癣、股癣、手癣和足癣。深部真菌病侵犯皮肤深层和内脏，如肺、脑、消化道等器官，危害性较大，深部真菌常见的有：念珠菌、隐球菌、组织胞浆菌、马尔尼菲青霉菌、曲霉菌、毛霉菌、孢子丝菌等。近年来由于广谱抗生素、肾上腺皮质激素和免疫抑制剂的大量应用，真菌感染病例数明显增长。

真菌引起的疾病称为真菌病。常规检查法主要包括：①形态学检查（直接镜检+染色镜检）。②培养检查。③组织病理学检查。特殊检查主要包括：①血清学方法。②分子生物学方法。

一、形态学检查

1. 直接镜检 是最简单也是最有用的实验室诊断方法，常用的方法有：

(1) 氢氧化钾/复方氢氧化钾法：标本置于载玻片上，加一滴 0 ~ 20% 的 KOH 溶液，盖上盖玻片，放置片刻或微加热（即在火焰上快速通过 2 ~ 3 次，不应使其沸腾，以免结晶），然后轻压盖玻片，驱逐气泡并将标本压薄，用棉拭或吸水纸吸去周围溢液，置于显微镜下检查。检查时应遮去强光，先在低倍镜下检查有无菌丝和孢子，然后用高倍镜观察孢子和菌丝的形态、特征、位置、大小和排列等。

(2) 涂片染色检查法：在载玻片上滴 1 滴生理盐水，将所采集的标本均匀涂在载玻片上，自然干燥后，固定。选择适当的染色方法，染色后，以高倍镜或油镜观察。

2. 常见镜检染色方法

(1) 革兰染色。所有真菌均为革兰染色阳性。

(2) 乳酸酚棉蓝染色:用于各种真菌培养物的镜检。

(3) 墨汁染色:用于检测脑脊液(CSF)中的新生隐球菌。

(4) 瑞氏染色:用于组织胞浆菌和马尔尼菲青霉的检测。

(5) 过碘酸锡夫染色(PAS):用于体液渗出液和组织匀浆等。真菌胞壁中的多糖染色后呈红色,用于孢子丝菌等深部真菌检查。

(6) 嗜银染色(GMS):真菌可染成黑色,主要用于测定组织内真菌。

二、真菌培养

从临床标本中进行真菌培养,可提高病原体检出的阳性率,进一步确定致病菌的种类。常规分离鉴定使用的培养基为沙保培养基,也可根据不同的需要选取不同的培养基和接种方法:①点植法,适用于皮屑、甲屑、毛发、痂皮、组织等有形固体标本,将标本直接与培养基表面点状接触。②划线法,适用于痰、分泌物、脓液、组织液、组织块的研磨液等液体标本,用接种针(环)划线接种在培养基表面。

培养方法有多种,接临床标本接种时间分为直接培养法和间接培养法;按培养方法分为试管法、平皿法(大培养)和玻片法(小培养)。

标本接种后,每周至少检查2次,观察以下指标:

1) 菌落形态:生长速度、外观、大小、质地、颜色、边缘、高度和下沉现象、渗出物、变异等。

2) 显微镜检查:小培养可置普通显微镜下直接观察,而试管和平皿培养的菌落则需挑起后做涂片检查。

三、组织病理学检查

真菌病的组织病理检查与直接镜检培养同样具有相当重要的价值,尤其对深部真菌病的诊断意义更大,如用特殊染色可提高阳性率。

真菌在组织内一般表现为:

1) 孢子:酵母和双相型真菌在组织内表现为孢子。

2) 菌丝:许多真菌在组织中只表现为菌丝。组织中发现无色分隔、分支的菌丝多为念珠菌和曲霉。粗大、不分隔少分支的菌丝为接合菌,多为毛霉、根霉、犁头霉等。粗大、少分支有隔的菌丝为蛙粪霉菌。棕色菌丝为暗色丝孢霉病,由暗色孢科真菌引起。

3) 菌丝和孢子,主要见于念珠菌感染。

4) 颗粒:为组织内由菌丝形成的团块。

5) 球囊或内孢囊:球囊内含有内孢子,为球孢子菌或鼻孢子菌在组织内的特征性结构。

荚膜组织胞浆菌、杜波伊斯组织胞浆菌、副球孢子菌、皮炎芽生菌、链状芽生菌、粗球孢子菌、新生隐球菌和鼻孢子菌等真菌可根据其在组织病理片中的形态和染色而基本确定种名。

四、血清学方法

真菌的快速检查方法主要是血清学和分子生物学方法。引起深部真菌感染的病原菌,如白色念珠菌、曲霉菌和隐球菌等,应用传统方法(血培养和组织活检)检测时,时间长,阳性率较低,使得这些方法所起的作用极为有限。

真菌的抗原、抗体及代谢产物的血清学检查用于深部真菌感染的实验室检测，可取得很好的效果。目前常用的免疫诊断方法有：

1）特异性抗原的检测：乳胶凝集试验（LA）、酶联免疫试验（EIA）、荧光免疫测定法（FA）。

2）特异性抗体检测：由于受检者都为免疫低下患者，其致阳性率低，故现已少用。

五、分子生物学方法

近年来随着分子生物学的发展，已有聚合酶链反应（PCR）扩增、分子探针、限制性酶切片段长度多态性分析（RFLP）、DNA 指纹图谱、随机扩增 DNA 多态性（RAPD）等方法。用于深部真菌病的诊断和分型研究，形成了以 PCR 技术为基础的一系列分子诊断方法。从这些新技术对多种致病真菌鉴定的应用过程中发现，此类方法具有操作简便、省时省力、特异性和敏感性高的优点。特别是从分子水平对真菌从遗传进化角度阐明菌种间内在的分类学关系，真正达到人们追求已久的自然分类的目的。我们有理由相信，PCR 及相关技术在临床的应用及更广泛、深入的研究，将会对真菌感染的诊断和鉴定产生根本的影响。

实验四　流感病毒的分离、鉴定

流行性感冒病毒引起人类流行性感冒简称流感，由于传染性强、发病率高、流行范围大，流感在世界上仍属于对人类危害较大的一种传染病。流感病毒可分为甲、乙、丙三型，其中甲、乙两型是引起人群发病的最主要病源。最常见的甲型流感病毒，因经常发生抗原变异、传染性大、传播迅速，易引发人群中的流行。实验室流感病毒的分离培养和鉴定，不但能及时掌握流感的流行动态，对控制流行也起着很大作用。取发病 1～3d 内流感患者咽喉含漱液做病毒分离，流感病毒可在鸡胚尿囊、羊水囊或人胚肾细胞中生长，培养后可用血凝试验证实其存在，如血凝试验阳性，再用已知免疫血清进行血凝抑制试验，鉴定型别。流感病毒分离鉴定程序如图 2-3。

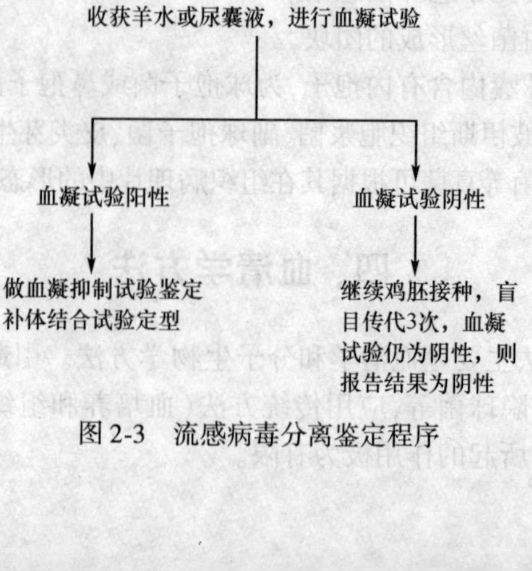

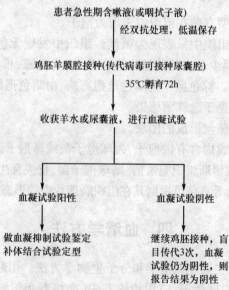

图 2-3　流感病毒分离鉴定程序

一、流感患者标本采集与处理

（1）发病3日内的急性期患者，用15ml肉汤或Hank's液反复嗽口或咽嗽2~3min，然后置入试管中，亦可经装有两层纱布的无菌小漏斗过滤入试管中。

（2）将咽喉含嗽液置于4℃冰箱中约20min，待颗粒物质充分沉淀后，吸上清液约2~5ml置另一无菌试管，加入抗菌素（每ml标本中含青霉素2万U、链霉素2万μg，简称双抗）。

（3）混匀后置4℃冰箱内保存备用，24h内使用。

二、流感病毒的分离培养

流感病毒的初次分离培养应选用胚龄为9~11d的鸡胚羊膜腔接种，传代培养选用胚龄为9~12d的鸡胚尿囊腔接种（参见第一篇第二章实验十一）。

流感病毒鸡胚尿囊腔接种培养

【材料与设备】

（1）鸡胚：选培养9~12日龄鸡胚。

（2）病毒：流感病毒悬液（根据需要做适当稀释）。

（3）孵卵箱、检卵灯、卵盘、磨卵器。

（4）无菌1ml注射器、针头、吸管、剪刀、镊子、石蜡块、碘酒、乙醇、酒精灯等。

【方法】

（1）取9~12日龄鸡胚，标出气室与胚位，沿气室边缘上0.5cm处消毒打孔，针头垂直刺入，向胚位方向深入1cm左右，注入病毒液0.1~0.2ml。

（2）用胶布封口（封口前胶布用碘酊消毒，并通过火焰烧去余碘），置36℃培养，逐日观察，弃去24h内死亡的鸡胚。余者培养48~72h后放入4℃冰箱（使鸡胚冻死，以减少收获时的出血）。注意鸡胚必须直立，令气室端朝上。

（3）收获尿液之前取出鸡胚，消毒气室端，用镊子击破气室卵壳，沿气室边缘打一缺口，再用小镊子撕去卵膜，在绒毛尿囊膜无大血管处穿破，最后用无菌毛细吸管吸取尿囊液（一般可得4~6ml），储存于无菌小瓶并做无菌实验，4℃冰箱保存备用。

三、流感病毒滴度测定和型别鉴定——红细胞凝集试验与凝集抑制实验

【原理】 流感病毒表面的血凝素（HA）是糖蛋白成分，可同动物（鸡、豚鼠等）或人的红细胞表面受体结合，使流感病毒与红细胞互相吸附结合，从而发生红细胞凝集现象。流感病毒的血凝现象能被相应抗体所抑制，称血凝抑制试验。其原理是相应的抗体与病毒结合后，阻抑了流感病毒表面的血凝素与红细胞的结合。

【材料】

（1）含流感病毒的鸡胚尿囊液。

（2）1%鸡红细胞悬液、生理盐水。

（3）甲型流感病毒亚型诊断血清：抗亚甲型（抗A1）、抗亚洲甲型（抗A2）、抗香港亚型（抗A3）。

（4）塑料凹板、吸管等。

【方法与结果】

1. 血凝效价的滴定（红细胞凝集实验）

（1）取收获之鸡胚尿囊液，离心 25 000r/min 20min，取上清液，用生理盐水倍比稀释，每孔 0.2ml。然后各孔加 0.2ml 生理盐水及 0.2ml 1% 鸡红细胞悬液，充分摇匀，置室温 30～45min 后，判断结果。对照管不加病毒，以 0.2ml 生理盐水代替。

（2）结果判断标准：观察结果时，切勿将板振摇，应轻拿，观察孔底。

-：红细胞沉于孔底成小圆点，四周光滑。

++++：红细胞均匀铺于孔底，边缘有卷起倾向者。

+++：基本同上，但边缘不整齐，有下垂倾向者。

++：红细胞于孔底形成 1 个环状，四周有小凝集块者。

+：红细胞于孔底形成 1 个小团，但边缘不光滑者。

以出现“++”的最高病毒稀释度作为效价，即一个血凝单位。

血凝试验阳性者，再用已知免疫血清进行血凝抑制试验并进行补体结合试验，鉴定型别。血凝试验阴性者，继续鸡胚接种，盲目传代 3 次，血凝试验仍为阴性，则报告结果为阴性。

2. 血凝抑制实验　基本实验中介绍过的血凝抑制试验（参见第一篇第二章实验十二）是利用已知病毒抗原检测患者血清的血凝抑制效价。相反，如果使用已知病毒的抗血清，则可鉴定病毒型及亚型。本实验利用分型诊断血清与血凝试验阳性的病毒液相互作用，其分型血清如能抑制病毒血凝的发生，证明待检病毒与该型诊断血清是属同型，因而可对分离病毒进行定型鉴定。

（1）在凹版上选 5 个孔，标记 1、2、3、4、5。

（2）5 个孔中分别加入 2 滴含 4 个血凝单位的新分离病毒液。

（3）孔 1、2、3 中对应加入 2 滴抗 A1、抗 A2、抗 A3，孔 4 中加鸡血清 2 滴，孔 5 中加生理盐水 2 滴，轻轻摇匀后，放置 5min。

（4）5 个孔中分别加入 2 滴 1% 鸡红细胞悬液，轻轻摇匀，静置 45～60min，待红细胞完全下沉后观察结果。

结果中，出现明显血凝现象即全部或大部分红细胞凝集、下沉平铺孔底为血凝抑制阴性；未出现血凝现象的试验孔，其中加入的流感病毒与该孔所加入的诊断血清的亚型一致。

实验五　TORCH 感染的检测

【原理】　TORCH 指的是一组能引起胎儿及新生儿致病的感染因子，即弓形体（toxoplasma）、风疹病毒（rubella virus）、巨细胞病毒（cytomegalovirus，CMV）、单纯疱疹病毒（herpes simplex virus，HSV）。这些病原体可通过胎盘传给胎儿，引起宫内感染，是导致流产、死胎、先天畸形、智力障碍等不良妊娠结果的重要原因之一。TORCH 感染初期，受感染者体内产生特异性的 IgM 抗体并持续几周至数月。因此，加强育龄妇女及孕期妇女的 TORCH IgM 抗体的筛选诊断对人类优生优育要、提高我国的人口素质具有重要的意义。

本实验中 TORCH 感染的检测拟采用深圳晶美生物工程有限公司生产的 TORCH IgM 抗体捕获 ELISA 试剂盒进行。

采用捕获 ELISA 法检测待检者血清内的弓形体(TO)、风疹病毒(R)、巨细胞病毒(C)、单纯疱疹病毒(H)的 IgM 抗体。

抗 μ 链抗体包被于酶标板；血清中各种 IgM 抗体与抗 μ 链抗体特异性结合；HRP 标记的 TORCH 抗原只与其对应的 IgM 抗体特异性结合；于 450nm 读取 *OD* 值，判定结果。

【材料】 TORCH IgM 抗体捕获 ELISA 试剂盒组成(见表 2-4)。

表 2-4　ELISA 试剂盒组成

羊抗人 IgM 包被的 96(48)孔酶标板		12×8 孔板条	6×8 孔板条
阳性对照血清	1 支	20μl	10μl
临界血清	1 支	20μl	10μl
阴性对照血清	1 支	20μl	10μl
标本稀释液	1 瓶	20ml	10ml
浓缩酶联物 (50 倍)	1 支	300μl	150μl
酶联物稀释液	1 瓶	15ml	7.5ml
底物 A	1 瓶	6ml	6ml
底物 B	1 瓶	6ml	6ml
反应终止液(1mol/L H_2SO_4)	1 瓶	6ml	6ml
浓缩洗涤液(20 倍)	1 瓶	25ml	25ml
封板胶纸	2 张	—	—

【方法】

(1) 配制洗涤液：1 瓶浓缩洗涤液加 475ml 蒸馏水。配好的洗涤液短期内可置室温，长期可存放于 2～8℃。

(2) 待试剂盒平衡至室温后，将待测标本、阳性对照血清、阴性对照血清及临界血清用标本 稀释液按 1∶101 稀释。即取 2μl 血清与 200μl 标本稀释液混合。

(3) 各加 100μl 已稀释阳性对照血清、阴性对照血清、临界血清及待测标本上清液于相应孔中，空白对照孔加 100μl 标本稀释液，贴上封板胶纸，室温避光孵育 60min。

(4) 配制酶联物：在孵育的最后 15min 将浓缩酶联物按 1∶51 倍稀释，即取 20μl 浓缩酶联物加酶联物稀释液 1ml，未用完的丢弃。

(5) 甩尽板中液体，每孔用 200～300μl 洗涤液洗 5 次，每次均需拍干。

(6) 每孔加酶联物 100μl，贴上封板胶纸，室温避光孵育 60min。

(7) 甩尽板中液体，洗 5 次，每次拍干。

(8) 加底物 A 及 B 各一滴或各 50μl，混匀，室温避光孵育 15min。

(9) 取出，加终止液 1 滴，用酶标仪于 450nm 波长测其 *OD* 值，若肉眼观察则不加终止液，判断结果。

【结果判断】

1. 实验结果的有效性判断

(1) 阴性对照平均 *OD* 值须小于 0.10。

(2) 阳性对照与阴性对照平均 *OD* 值之比大于 5。

(3) 临界血清与阴性对照平均 *OD* 值之比大于或等于 2。

符合以上三种条件，本实验结果可信，否则重复实验。

2. 标本的结果判断 肉眼观察：若待测标本孔显色比临界血清孔深则判断为阳性，反之为阴性。使用酶标仪：标本 *OD*/临界血清 *OD*≥1.1，结果为阳性；标本 *OD*/临界血清 *OD*≤0.9，标本为阴性；0.9≤标本 *OD*/临界血清 *OD*≤1.1，为可疑，需重复实验或动态观察。

注意：本实验结果须结合临床表现、病史及其他诊断结果方可采取适当临床处理。由于任何 IgM 检测试剂盒都会存在一定的假阳性，因此当标本多项检测结果为阳性时，考虑是交叉反应而导致的假阳性。

实验六　日本血吸虫家兔模型建立和鉴定

一、家兔人工感染日本血吸虫

把家兔固定好，将从阳性钉螺逸出的尾蚴 500～800 条置于盖玻片上，而后翻转覆盖于剪去毛、浸湿的家兔腹部。放置 20min 后移去盖玻片。将家兔分笼饲养 45～60d 后，检查其粪便，对发现虫卵者进行解剖。

二、日本血吸虫家兔模型的鉴定

（一）免疫学诊断

I. 间接免疫荧光实验

【原理】 间接免疫荧光实验（IFA）是敏感性高、特异性强、操作简便、所需反应物（抗原、抗体）量少的一种免疫学实验。IFA 系将已知抗原（组织切片）固定在玻片上，将待测抗体滴加到玻片上，如血清含有相应抗体，即可在特定部位与抗原起反应形成抗原抗体复合物，此种复合物再与荧光色素标记的抗体反应，形成带荧光的抗原抗体第二抗体的第二复合物，在荧光光源激发下，特异复合物呈现特异荧光。如待测血清无特异抗体，则不形成特异复合物而不显荧光；如抗体特异性不同，则形成特异复合物的位置不同，特异荧光可在组织切片不同部位显示出来。此法可用于诊断或抗原定位。

【材料】

（1）抗原：感染日本血吸虫尾蚴约 50d 的家兔，解剖后取出肝及门脉系统中的血吸虫虫体，洗净后置 Rossman's 液中过夜，取出，在 75% 乙醇中洗去残存 Rossman's 液并在 75% 乙醇中储存。按常规制成 5μm 切片，脱蜡后备用。

（2）第一抗体：感染日本血吸虫的家兔血清。

（3）第二抗体：异硫氰酸荧光素标记的羊抗兔 IgG。

（4）对比染色液：溶解 10mg 伊文思蓝于 10ml 磷酸盐缓冲液中，置冰箱待用。

（5）缓冲液：0.05mol/L pH7.8 磷酸盐缓冲液（PBS）。

（6）正常家兔血清：用作对照。

【方法】 用油性笔在玻片上组织切片周围划一小圈，加 10μl 第一抗体于切片上，置湿盒中在 37℃温箱下反应 30min。另一组织切片滴加正常家兔血清做对照。

（1）用 0.05mol/L，pH7.8 PBS 轻轻彻底洗去第一抗体（注意切勿用力冲洗以免切片脱落），玻片自然干燥。

(2) 预先用伊文思蓝液及 PBS 稀释第二抗体至工作浓度,使第二抗体工作液的伊文思蓝最终浓度为 2/10 000。加 10μl 于切片上,置湿盒中 37℃反应 30min。

(3) 用 PBS 彻底洗去第二抗体,玻片自然干燥。

(4) 用 0. 1mol/L,pH7. 8 PBSlml 加甘油 9ml 制成缓冲甘油液。加一滴于切片上,加盖玻片。注意勿使切片上残留小气泡,否则会影响观察。

(5) 置荧光显微镜下观察结果(用通过 BG12+BG38 滤光片产生的紫蓝光作激发光)。

【结果】 在紫蓝光的激发下,经荧光素标记第二抗体所形成的特异复合物的部位显现明亮的黄绿色荧光,不形成特异复合物的部位因伊文思蓝着色的关系,呈现暗红色荧光。依特异荧光的强弱及出现部位的不同,可对抗原的特异性和定位作出估计。与阳性血清起反应的抗原按感染出现的先后顺序依次为肠相关抗原(GAA)、膜相关抗原(MAA)、虫卵可溶性抗原(SEA)及体抗原(SA)。

(1) GAA:属诊断性抗原,定位于血吸虫成虫的肠上皮组织,有时在肠内容物中亦可见到。呈现明亮的黄绿色荧光。在感染过程中最早出现(尾蚴感染后 4 ~5 周),最迟消退。

(2) MAA:主要为保护性抗原,定位于成虫表膜,在感染尾蚴后 5 ~6 周出现,荧光较弱,反应不够稳定。MAA 在诱发血吸虫保护性免疫中具有重要作用。

(3) SEA:属诊断性抗原,定位于成熟虫卵的毛蚴、卵黄膜、卵内分泌物及虫卵结节环绕虫卵的部位,有时亦可见于宿主肝窦的星状细胞中,于尾蚴感染后的第 6 周出现,在卵内毛蚴(特别是头腺)及毛蚴周围出现明亮荧光。在急性虫卵结节内虫卵的周围呈现雾状光点,反应稳定。

(4) SA:定位于成虫的间质组织,在尾蚴感染后约第 7 周出现,呈大小不等亮度中等的点状荧光,显示虫体组织代谢物,是虫体抗原的重要来源。

Ⅱ. 血吸虫 CAg 的检测

检测 CAg 较检测 CAb 更具优点,CAg 是现症感染的依据,能反映感染虫荷,可用于考核疗效并可检测疫苗效果。从尿中检测血吸虫 CAg 可避免采血所致的肝炎、艾滋病传播的潜在危险。它的无创伤、简单、方便的特点易于被患者接受,更适合现场应用。CAg 主要有三大类:①膜相关抗原(MAA);②肠相关抗原(GAA),包括 CAA 和 CCA;③可溶性虫卵抗原(SEA)。

(1) 检测 CAg 所用的抗体特性:MCAb 能识别血吸虫特有抗原,识别位点为血吸虫重复性表位,具有较高的亲和力。

(2) 目前常用的血吸虫 CAg 的检测方法:反向间接血凝、直接斑点 ELISA、双抗体夹心 ELISA 及改良一步法等。常为血清和尿液联合检测,也可单独尿液检测。

直接斑点 ELISA 具有操作简单、检测结果迅速、可肉眼观察、能长期保存、敏感性高等特点,具有诱人的现场应用前景。但由于直接用肉眼观察,对结果的判断有一定主观性。双抗体夹心 ELISA 具有较高敏感性和高度特异性,重现性好,使用酶标仪判读结果较为客观,但对实验条件的要求较高、操作反应过程长,不适合于现场应用。

(二) 感染家兔的解剖

日本血吸虫病家兔的解剖:观察肠壁、肝、肺部虫卵肉芽肿病理变化及肠系膜静脉中寄生的成虫。

【材料】 血吸虫病兔、解剖台、手术剪、刀、镊、注射器等。

【操作方法】 将粪便检查日本血吸虫卵阳性的家兔固定于解剖台上，从耳静脉注射空气，将兔处死。以手术刀或剪刀自腹中线打开兔的腹腔及胸腔。首先检查肝有无虫卵结节（即肝表面上有许多针头大小的白点）。若有，将肝摘出备用。再检查肠壁的病变。逐段检查肠管，浆膜层内可见散在的黄白色结节，系堆积的虫卵形成的结节。仔细检查该段肠系膜静脉，寻找成虫。铺开肠系膜后在静脉血管中可见到缓慢蠕动的雌雄合抱的虫体。雄虫白色较粗，容易发现。雌虫灰黑色较细。找到虫体后，用剪刀剪断血管，以镊子挤压血管，使虫体游离出来，挑入盛有生理盐水的小平皿中，观察其自然形态。检查病兔的肺组织，也能见到灰白色的虫卵结节。取肝、肠、肺组织内的虫卵结节部分，置载玻片上作压片观察。在低倍镜下可见到散在的或成堆的活的或变性的虫卵。在活卵中可见到毛蚴运动，由于虫卵死亡的时间不同，在组织中可看到各期的变性虫卵。将病兔的肝、肺和结肠固定处理后做成病理切片，HE 染色后显微镜下观察其病理变化。

实验七　食用猪肉和淡水鱼的寄生虫学检疫

猪肉中有可能含有猪肉绦虫的囊尾蚴和旋毛虫的幼虫囊包，如果生食或误食未经检疫的猪肉就有可能感染猪肉绦虫病和旋毛虫病。淡水鱼是华支睾吸虫的第二中间宿主，鱼体内有可能含有华支睾吸虫的感染阶段囊蚴，如果生食或误食就有感染华支睾吸虫的可能。所以猪肉和淡水鱼在出售前进行检疫是预防猪肉绦虫病、旋毛虫病和华支睾吸虫病有效手段。

【实验材料】 新鲜猪肉、淡水鱼。

【操作方法】

1. 猪肉压片检查旋毛虫幼虫 用手术镊取猪横纹肌一块（绿豆粒大小）置于两张载玻片之间，用牙签蘸一滴甘油滴在肌肉上，稍用力夹紧两玻片，把肌肉压扁，玻片两端用棉线捆扎，放在低倍镜下检查，注意囊包的形状和囊内幼虫的形状。

2. 猪囊尾蚴压片检查 用镊子从鲜肉中取一粒囊尾蚴，用镊子将囊壁挑破，然后把囊尾蚴夹于两张载玻片之间，用力把虫体压扁，玻片两端用棉线捆扎，放在低倍镜下检查，注意虫头上有无吸盘和小钩。

3. 鱼肉压片检查肝吸虫囊蚴 一条或一块鲤科淡水鱼放在洁净的器械盘中，用手术刀和镊子刮去脊背处的鱼鳞，撕去鱼皮，从鱼的背部镊取一小块肌肉（绿豆粒大小，绝大部分囊蚴分布在背部及肛区至尾鳍的基部）放在两张载玻片之间，用力压薄，用棉线扎紧玻片两端，放在低倍镜下检查。囊蚴呈椭圆形，可见囊壁和排泄囊，必要时要与其他吸虫的囊蚴（如猫后睾吸虫等）相区别。

【课后作业】

（1）猪肉和淡水鱼在出售前应检疫哪些寄生虫？

（2）用什么方法检查？

（3）猪肉绦虫病或旋毛虫病是通过什么途径感染的？

实验八 孢子虫动物模型的建立

【原理】 一些寄生原虫在宿主体内通常处于隐性感染状态，当宿主免疫功能低下时，可出现异常增殖与致病力增强，引起严重后果。本实验系应用免疫抑制剂人为地降低实验动物（大鼠）的免疫力，以实验动物的体重和生理状态的改变、肺部病理变化和病原体检测为依据，观察机会致病原虫与机体免疫状态的关系。

【材料】

（1）实验动物：大白鼠。

（2）含肺孢子虫的鼠肺组织匀浆。

（3）免疫抑制剂：地塞米松、乙酸可的松。

（4）营养：低蛋白饲养，饮水（加入四环素 1g/L，白糖 25g/L）。

【方法】

（1）实验组：大白鼠 6 只，用地塞米松 1mg/L 加入饮水中（每只大白鼠每天饮用 30ml），或乙酸可的松 12.5mg/100g，每周 2 次皮下注射。2 周后取其中 3 只大白鼠经胸腔注射（或从气管内灌注）肺孢子虫肺组织匀浆 0.15ml，术后与其余 3 只大白鼠同等条件饲养，每天服用四环素（四环素 1g/L 水，已加入饮水中），或每周注射青霉素 4 万 U/只和链霉素 2 万 U/只。

（2）对照组：大白鼠 4 只，正常饲养 2 周后，取其中 2 只经胸腔注射（或从气管内灌注）含肺孢子虫的肺组织匀浆 0.15ml，术后与余下的 2 只大白鼠同等条件饲养。

（3）第 6 周停止使用免疫抑制剂，每组取 1～2 只大白鼠解剖，观察肺部病理变化，并印片、染色置镜下检查肺孢子虫。

（4）余留大白鼠继续饲养、观察，2 周后解剖检查，内容同（3）。

（5）每周称实验动物的体重和观察其生理表现 1 次，并做记录。

实验路线如图 2-4。

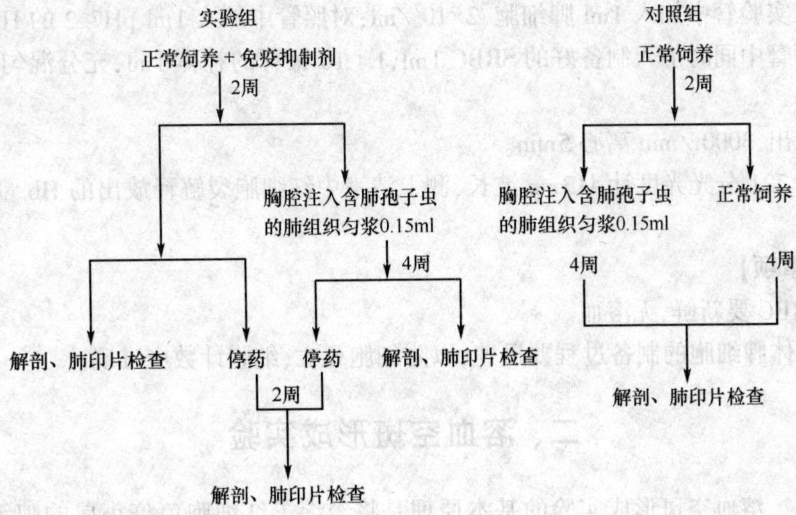

图 2-4 实验路线

实验九　B 淋巴细胞免疫功能的检测

一、定量溶血分光光度计法

【原理】　用绵羊红细胞(SRBC)免疫小鼠,然后让免疫活性细胞(小鼠脾 B 淋巴细胞)、SRBC 和补体在液相介质中进行反应。SRBC 与抗体形成细胞所产生的 IgM 结合形成抗原抗体复合物,激活补体系统,裂解 SRBC 而释放出血红蛋白,以分光光度计定量测定。所测值反映了抗体形成细胞产生抗体的功能。

【材料】

1. SRBC 的制备　脱纤维防凝处理的 SRBC,以 NS 洗涤两次,每次 2000r/min 离心 5min。弃上清,制成 SRBC 悬液,然后用血细胞计数板计数细胞,最后稀释为 SRBC1.5×10^8/ml。

2. 免疫小鼠脾细胞的制备　取上述稀释的 SRBC,经尾静脉或腹腔内注射免疫小鼠(鼠龄 8~10 周),每只 0.2ml。4d 后拉颈处死,取出脾用含 5% 小牛血清的 Hank's 液清洗,去除脂肪和结缔组织。在 200 目铜网上研磨,制备单个脾细胞悬液,取滤液至试管内。加入含 5% 小牛血清的冷 Hank's 液,2000r/min 离心 5min,弃上清,沉淀中加入 4.5ml 蒸馏水,反复吹打约 45s 以破坏红细胞,然后加入 9% NaCl 0.5ml 恢复等渗状态。用含有 5% 小牛血清的 Hank's 液洗涤一次,计数,用 Hank's 液调整细胞浓度为 2×10^7/ml。

3. 补体　新鲜豚鼠血清,用前经 SRBC 吸收后,用 RPMI1640 稀释。吸收处理的目的是减少补体介质中非特异性溶血及不同豚鼠间的补体反应差别,因此使用前需要把豚鼠的血清进行处理。在新鲜的豚鼠血清中加入经洗涤 3 次的压积 SRBC,按血清与 SRBC 体积比为 5∶1 加入。4℃吸收 30min 后,3000r/min 离心 15min,吸出的上清即为 RBC 吸收的豚鼠血清。临用前 1∶10 稀释。

【方法】

(1) 在实验管中加入 1ml 脾细胞,2×10^7/ml;对照管中加入 1ml pH7.2 的 Hank's 液。

(2) 两管中同时加入制备好的 SRBC 1ml,1∶10 稀释的补体 1ml,充分混匀,置 37℃水浴 1h。

(3) 取出,3000r/min 离心 5min。

(4) 以 721 分光光度计 413nm 波长,测上清液中红细胞裂解释放出的 Hb 量(以 *OD* 表示)。

【注意事项】

(1) SRBC 要新鲜,无溶血。

(2) 离体脾细胞的制备过程要迅速,以防细胞死亡,细胞计数应准确。

二、溶血空斑形成实验

【原理】　溶血空斑形成实验的基本原理是将经绵羊红细胞免疫小鼠的脾细胞与一定量的绵羊红细胞混合,在补体参与下,使抗体形成,细胞周围那些受到抗体分子致敏的绵羊红细胞溶解,在琼脂介质中形成,肉眼可见的溶血空斑。每一个空斑表示一个抗体形成细胞，空斑大小表示抗体生成细胞产生抗体的多少。这种直接法所测的细胞为IgM生成细胞，其他类型Ig由于溶血效应较低，不能直接检测，可用间接检测法，即在小鼠脾细胞和SRBC混合时，再加抗鼠Ig抗体（如兔抗鼠Ig），使抗体生成细胞所产生的IgG或IgA与抗Ig抗体结合成复合物，此时能活化补体导致溶血，称间接空斑实验。下面介绍直接溶血空斑形成实验。

【材料】

（1）1.4%琼脂和0.7%琼脂：用pH7.4 PBS配制。

（2）25% SRBC盐水悬液。

（3）免疫小鼠脾细胞悬液制备：取SRBC，经尾静脉或腹腔内注射免疫小鼠（鼠龄8～10周），每只0.2ml。4d后拉颈处死，取出脾脏用含5%小牛血清的Hank's液清洗，去除脂肪和结缔组织。在200目铜网上研磨，制备单个脾细胞悬液，取滤液至试管内，洗涤两次，调整细胞数为$(3\sim8)\times10^6$/ml。台盼蓝染色查活细胞数应大于90%。置4℃冰箱备用。

（4）胎牛血清，56℃ 30min灭活，并经SRBC吸收。

（5）补体：新鲜豚鼠血清，用前经SRBC吸收后，用RPMI1640稀释。

【方法】

（1）底层琼脂平皿的制备：将1.4%琼脂加热融化后倾注于平皿内，每个平皿6ml，凝固后置湿盒37℃备用。

（2）0.7%琼脂加热融化后加入华氏管内，每管2ml，47～49℃水浴保温备用。

（3）试验平皿的制备：依次将预温40℃左右的25% SRBC、经SRBC吸收的灭活胎牛血清以及保存于4℃的脾细胞悬液各0.1ml加入预热47～49℃的含0.7%琼脂的华氏管中，迅速混匀，立即倾注于铺有底层琼脂的平皿内，凝固后，置37℃孵育1h。

（4）加入1∶5～1∶10稀释的新鲜豚鼠血清0.5～1.0ml，使其均匀覆盖表面，再置37℃温育30min，即可用肉眼或借助于放大镜进行空斑计数。

【注意事项】

（1）0.7%琼脂必须置47～49℃水浴融态保温。如温度过高会导致SRBC溶血或所加入脾细胞的死亡。温度过低则在操作过程中琼脂发生凝固，影响上层琼脂平板的制备。

（2）离体的脾细胞应置4℃冰箱保存，防止抗体分泌和细胞死亡。

（3）在制备试验平皿时，对于所有玻璃器皿和各种试剂，均需预温。各种试剂与0.7%琼脂迅速充分混匀后，立即倾倒于底层琼脂上，并避免产生气泡。

（4）加入的补体应均匀覆盖于表层琼脂上。

实验十 T淋巴细胞免疫功能检测

测定淋巴细胞体外增殖反应是检测细胞免疫功能的常用方法。刺激淋巴细胞增殖的物质可分为两大类：①非特异性刺激物，如植物血凝素（PHA）、刀豆蛋白A（ConA）等有丝分裂原；②特异性刺激物，如结核菌纯化蛋白衍生物（PPD）等。各种刺激物中，以PHA应用最广。因为仅在T淋巴细胞表面有PHA的受体，而B细胞上没有。因此根据PHA激活T淋巴细胞增殖反应的程度，可间接估计T细胞识别特异性抗原后的增殖反应，反映体内细胞免疫的功能。体外常用的测定淋巴细胞增殖反应的方法包括形态计数法、同位素掺入法。形态学方法简单，但主观因素较多，误差大。同位素掺入法敏感性高、准确，尽管有同位素的污染，但仍然是大家公认的方法。

将T淋巴细胞与PHA在体外共同培养时，T淋巴细胞受到PHA的刺激后，胞内核酸和蛋白质合成增加，同时细胞形态可转化为淋巴母细胞（原始淋巴细胞），因此也称为淋巴细胞转化实验。

一、形态学检测法

【原理】 在体外，将人外周血或分离的淋巴细胞与PHA共同培养一段时间后，取培养细胞涂片染色，镜下观察，可见转化后的淋巴细胞表现为体积较大的原始淋巴细胞或细胞分裂现象。因为仅T淋巴细胞表达PHA受体，所以PHA只激发T淋巴细胞转化，可计数100～200个淋巴细胞，计算其转化率，转化率的高低可反映人体的细胞免疫水平，因此常用为检测细胞免疫功能的指标之一。

【材料】

（1）PHA：终浓度为50～100μg/ml。

（2）RPMI1640培养液：临用时加入终浓度为20%的新生牛血清（NCS），青霉素（100U/ml），链霉素（100μg/ml）。

（3）瑞氏染液。

（4）其他：温箱、离心机、显微镜、96孔培养板等。

【方法】

（1）按实验一的方法分离外周血单个核细胞，用RPMI1640培养液调整细胞浓度为2×10^6个/ml。每份样品加6孔，每孔加100μl细胞悬液，前3孔加PHA 50μl（终浓度为100μg/ml），后3孔不加PHA作对照，均用1640培养液补足体积至200μl/孔。

（2）加盖，置37℃ 5% CO_2温箱内培养72h。

（3）取1滴细胞涂片，晾干。经瑞氏染液染色1～2min后，自来水冲洗，吸干后在镜下观察。

【结果】 根据细胞大小、形态特征等进行判别。转化过程中，常见的细胞类型有以下几种：淋巴母细胞、过渡型淋巴母细胞、核分裂相细胞、成熟淋巴细胞等。

（1）成熟淋巴细胞：直径6～8μm，染色质很致密，无核仁、胞质少（图2-5）。

（2）淋巴母细胞：体积明显增大，为未成熟淋巴细胞的3～4倍。染色质疏松呈细网状，核膜清晰，核内见明显核仁1～4个。胞质丰富，有伪足样突出，胞质内有时可见空泡（图2-6）。

（3）过渡型淋巴细胞：体积增大，核质较疏松，有或无核仁，胞质增多（图2-7）。

（4）核分裂相细胞：核呈有丝分裂，可见成堆或散在的染色体。

计算时，以淋巴母细胞、过渡型淋巴细胞、核分裂相细胞作为转化细胞。计数100～200个淋巴细胞，计算其转化率。

$$转化率=\frac{转化的淋巴细胞数}{(转化的+末转化的)淋巴细胞数}\times100\%$$

正常人外周血淋巴细胞转化率为60%～80%，若50%～60%为偏低，小于50%为降低。成熟淋巴细胞与末梢血中小淋巴细胞形态一致。过渡型淋巴细胞较成熟型淋巴细胞稍大，似大淋巴细胞，核染色质构造似成熟型淋巴细胞。

图 2-6 中淋巴母细胞为成熟型淋巴细胞 3 ~4 倍大，细胞嗜碱性强，但经常形成空泡，核显著增大，核染色质构造有返祖现象，可看到 1 ~ 2 个核仁。

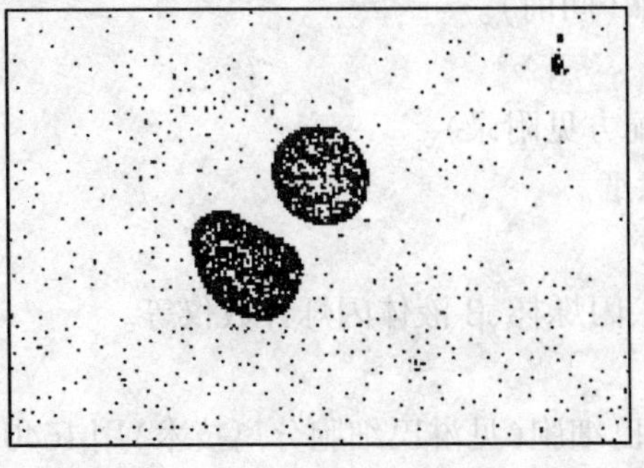

图 2-5　成熟淋巴细胞

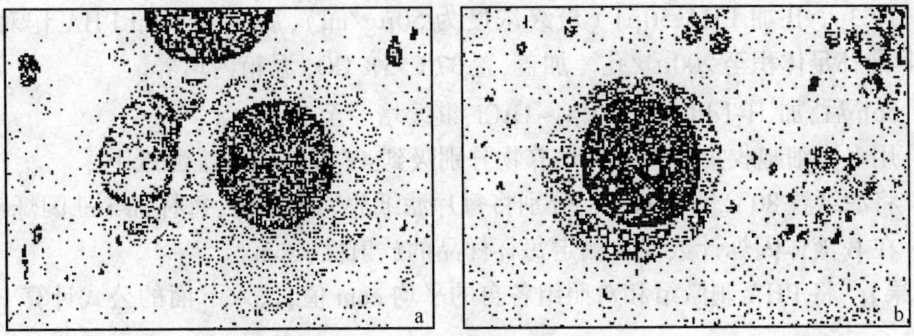

图 2-6　淋巴母细胞

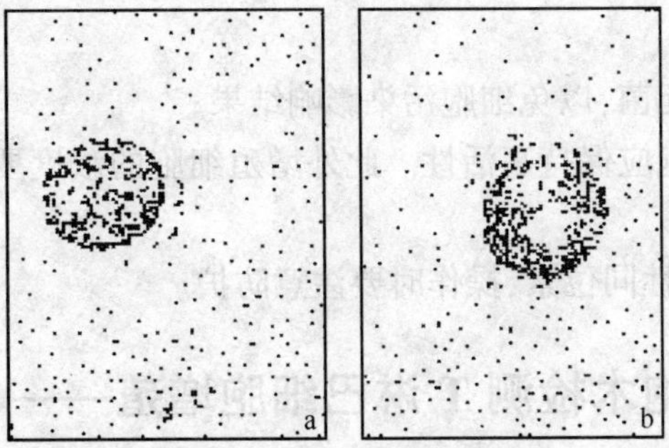

图 2-7　过渡型淋巴细胞

二、^{3}H-TdR 掺入法

【原理】　T 淋巴细胞受 PHA 刺激后，进入细胞周期进行有丝分裂。当进入细胞周期 S 期时细胞合成 DNA 量明显增加，在培养液中加入氚（^{3}H）标记的 DNA 前身物质胸腺嘧啶核苷（TdR），则^{3}H-TdR 被作为合成 DNA 的原料摄入细胞，掺入到新合成的 DNA 中。掺入的同位素^{3}H 可产生 β 射线，该射线经液体闪烁测量法测出，根据同位素掺入细胞的量可推测淋巴细胞对刺激的应答水平。

【材料】

（1）淋巴细胞分离液。

（2）RPMI1640 培养液（同前）。

（3）PHA（同前）。

（4）脂溶性闪烁液（配方见附录）。

（5）49 型玻璃纤维滤纸。

（6）96 孔细胞培养液。

（7）多头细胞收集器、闪烁杯、β 液体闪烁计数仪等。

【方法】

（1）无菌操作分离淋巴细胞（见淋巴细胞分离技术）用 1640 培养液调整细胞浓度为 1×10^6/ml。

（2）每份样本加 6 个孔，每孔 100μl 细胞悬液。

（3）前 3 个孔加 PHA 50μl（最终浓度为 50μg/ml），后 3 孔不加 PHA 作对照，均用 1640 培养液补足体积至 200μl/孔。加盖，置 37℃ 5% CO_2 温箱内培养。

（4）56h 后，加 ^{3}H-TdR，每孔 0.5～1μCi，继续培养至 72h。

（5）用多头细胞收集器将每孔培养物分别吸到 49 型玻璃纤维滤纸上。

（6）将滤纸置 80℃烘干 1h 后，分别将每片滤纸放闪烁杯中，每杯加 5ml 闪烁液。

（7）在 β 液体闪烁计数仪上测定每杯样品的放射性（cpm）。

【结果】 将 PHA 刺激组和对照组各自的平均 cpm 值，代入下面的公式计算 PHA 刺激指数（SI）：

$$SI=\frac{\text{PHA 刺激管的 cpm 均值}}{\text{对照管的 cpm 均值}}$$

【注意事项】

（1）操作中应注意无菌，以免细胞污染影响结果。

（2）增殖反应的细胞应保持高活性。此外增殖细胞的浓度要适宜，过高或过低均不利于细胞生长。

（3）^{3}H-TdR 为放射性同位素，操作时要注意防护。

三、流式细胞术检测 T 淋巴细胞增殖——CFSE 染色法

【实验原理】 羟基荧光素二乙酸盐琥珀酰亚胺脂（carboxyfluorescein diacetate succinimidyl ester，CFSE）无色无味，且完整分子不发荧光，可顺着浓度梯度扩散入细胞。细胞内酯酶裂解 CFSE 分子产生强荧光物质羧基荧光素乙酰乙酸酯，可以不可逆地与细胞内蛋白质氨基结合而偶联到蛋白质上，形成稳定荧光复合物，可以在细胞内存在数周之久，并且复合物不影响细胞的增殖能力。当细胞分裂时，CFSE 标记荧光物质可平均分配至两个子代细胞中，且其荧光强度是亲代细胞的一半，各连续代细胞的荧光强度依次递减。用 488nm 激光激发，流式细胞仪检测荧光强度（517nm），分析细胞增殖情况。分析结果如图 2-8 所示，阴影图形代表细胞增殖后细胞荧光强度，实线矩形图为没有刺激的细胞荧光强度。此方法操作简单，且不用放射性同位素，不存在安全隐患，可以更快速，更准确和更安全地得到想要的实验数据。

流式细胞术是应用流式细胞仪对高速流动状态中的细胞或生物颗粒进行多参数、快速定量分析或分选的技术。流式细胞仪工作原理如图 2-9 所示，一束激光扫描高流动的单细胞流可以同时获得散射光信号和荧光信号。其中散射光信号包括前向角散射光（与细胞大小有关）和侧向角散射光（与细胞内精细结构和颗粒度有关）；荧光信号主要由与特异标记细胞分子偶联的荧光素发出，然后通过各种滤光片的滤过或反射作用，将荧光信号送至特定光电倍增管，最后由电脑软件对荧光信号进行分析。

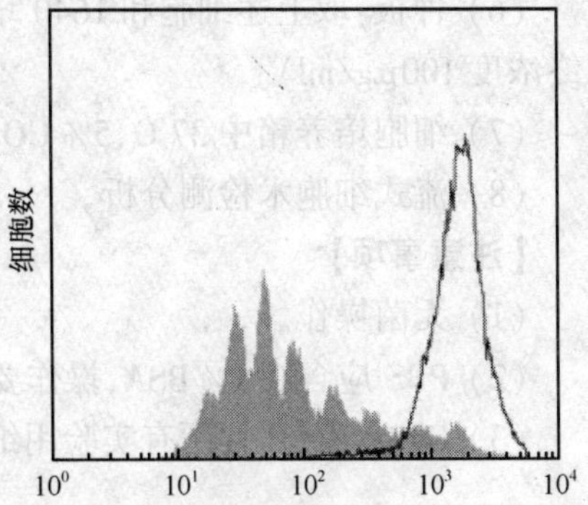

图 2-8　分析结果

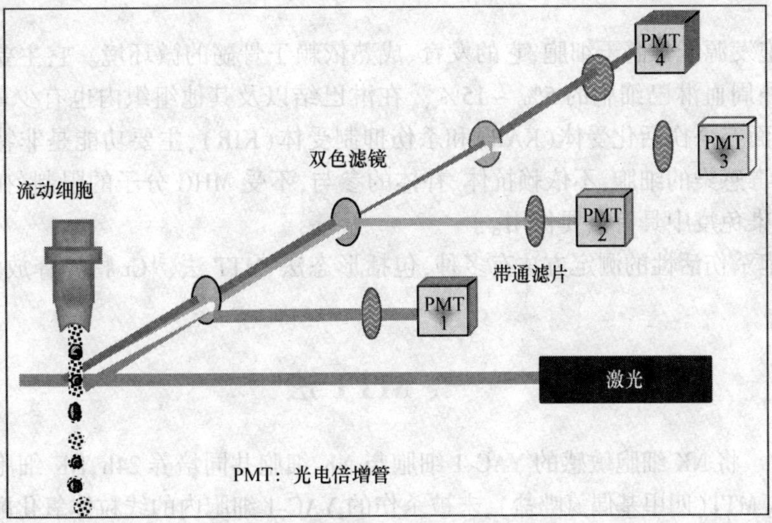

图 2-9　流式细胞仪工作原理示意图

【实验材料】

（1）淋巴细胞分离液。

（2）PHA：使用浓度为 50～100μg/ml。

（3）RPMI1640 细胞培养液：含 10% 胎牛血清。双抗同前。

（4）CFSE：5mmol/L 储存液。

（5）流式细胞仪。

（6）其他：PBS[含 0.1% 牛血清白蛋白（BSA）]、离心机、6 孔细胞培养板及微量移液器等。

【实验方法】

（1）无菌操作分离外周血单个核细胞（方法同前），并记数。

（2）用 37℃ 预热的 PBS 重悬细胞，并调整浓度为 1×10^6/ml。

（3）取适量上述细胞悬液，加入 CFSE 储存液，终浓度为 25μmol/L，37℃ 孵育 15min。

（4）1000r/min 离心 10min，弃上清，用预热的 PRMI1640 培养液重悬细胞。

（5）细胞 37℃ 孵育 30min，1000r/min 离心 10min，弃上清。用 PRMI1640 培养液重悬细胞，使细胞浓度为 1×10^6/ml。

(6) 种板:取上述细胞和 1640 培养液各 1ml 加入 6 孔板,1 个孔为对照,1 个孔加 PHA(终浓度 100μg/ml)。

(7) 细胞培养箱中 37℃,5% CO_2 培养 72h。

(8) 流式细胞术检测分析。

【注意事项】

(1) 无菌操作。

(2) PBS 应含 0.1% BSA,操作要快,尽量保持细胞活性。

(3) CFSE 染色时,所有实验用细胞应在同一容器中染色,保证所有细胞染色均一。

实验十一　NK 细胞功能检测

NK 细胞发源于骨髓干细胞,它的发育、成熟依赖于骨髓的微环境。它主要存在于外周血和脾,占外周血淋巴细胞的 5% ~15%。在淋巴结以及其他组织内也有少量 NK 细胞存在。细胞表面有杀伤活化受体(KAR)和杀伤抑制受体(KIR),主要功能是非特异地杀伤肿瘤细胞和病毒感染的细胞,不依赖抗体、补体的参与,不受 MHC 分子的限制,在机体抗肿瘤免疫及抗感染免疫中具有重要作用。

NK 细胞杀伤活性的测定方法有多种,包括形态法、MTT 法、^{51}Cr 特异释放法等,下面介绍后两种。

一、MTT 法

【原理】 将 NK 细胞敏感的 YAC-1 细胞与 NK 细胞共同培养 24h,NK 细胞可杀伤靶细胞,此时加入 MTT(四甲基偶氮唑盐),未被杀伤的 YAC-1 细胞内的线粒体氧化酶可使淡黄色的 MTT 还原为紫黑色的颗粒。该颗粒溶解后,其液体的光密度值与活细胞数及代谢活性呈正相关。与 NK 细胞杀伤活性呈负相关,因此可以推论出待测标本中的 NK 细胞杀伤活性。

【材料】

(1) YAC-1 细胞系(小鼠淋巴细胞瘤细胞)。

(2) $C_{57}BL/6$ 小鼠,雌性,(18±2)g。

(3) MTT(四甲基偶氮唑盐)配成 5mg/ml。

(4) DMSO(二甲基亚砜)。

(5) 酶联免疫吸附测定仪。

【方法】

1. 效应细胞的制备

(1) 拉颈处死 8 ~10 周龄小鼠,于 70% 乙醇溶液中浸泡 10min,由后背左侧切开皮肤,取出脾,用含有 5% 小牛血清的 Hank's 液漂洗。

(2) 200 目铜网上研磨,制备单个脾细胞悬液,取滤液至试管内。加入含 5% 小牛血清的冷 Hank's 液,2000r/min 离心 5min,弃上清,沉淀中加入 4.5ml 蒸馏水,反复吹打约 45s 以破坏红细胞,然后加入 9% NaCl 0.5ml 恢复等渗状态。用 RPMI1640 细胞培养液洗涤一次,计数,用含有 10% 小牛血清的 RPMI 1640 培养液调整细胞浓度为 $5×10^6$/ml。

2. 靶细胞的制备　取生长旺盛的 YAC-1 细胞,用含 10% 小牛血清的 RPMI1640 液洗涤后,调整浓度至 2×10^5/ml。

3. 细胞毒试验

(1) 实验分组:取 96 孔细胞培养板。①实验组,在实验孔中分别加入效应细胞和靶细胞各 100μl,效靶比例为 50 : 1;②效应细胞对照组,加入效应细胞 100μl 和 RPMI 1640 液各 100μl;③靶细胞对照组,加入靶细胞 100μl 和 RPMI1640 液各 100μl;每实验组均设 3 个复孔。

混匀,37℃,5% CO_2 条件下培养 18 ~ 24h,然后加入 MTT,20μl/孔,继续培养 4h。

(2) 吸去部分上清,100μl/孔,各孔加入 DMSO 100μl/孔,轻轻振荡至完全溶解,在酶联免疫吸附测定仪上,测波长为 570nm 处的 *OD* 值。

【结果】 根据下列公式,计算待测样本中 NK 细胞杀伤活性:

$$\text{NK 细胞杀伤活性}(\%) = \left(1-\frac{OD_{E+T}-OD_E}{OD_T}\right)\times100\%$$

其中 OD_{E+T} 为实验孔的平均 *OD* 值,OD_E 是效应细胞对照孔的平均 *OD* 值,OD_T 是靶细胞对照孔的平均 *OD* 值。

二、^{51}Cr 特异释放法

【原理】 用放射性同位素 ^{51}Cr 标记对 NK 细胞敏感的靶细胞,并与效应细胞(NK 细胞)在体外共同培养,NK 细胞可有效杀伤靶细胞,使之释放出 ^{51}Cr。其释放量与 NK 活性呈正相关。因此,测定上清中的 ^{51}Cr 的放射性,即可了解 NK 细胞杀伤活性的强弱。

【材料】

(1) YAC-1 细胞。

(2) C_{57}BL/6 小鼠,雌性,(18±2)g。

(3) $Na_2^{51}CrO_4$(铬酸钠)比放射性 100 ~ 150μCi/μg,放射性强度 1 ~ 2mCi/ml。

(4) 1% TritonX-100(V/V),双蒸水配制。

(5) γ-计数器。

【方法】

1. 效应细胞(NK 细胞)的制备 见 MTT 法。

2. 靶细胞制备 取生长状态良好的 YAC-1 细胞 1×10^6/ml,用 200μCi $Na_2^{51}CrO_4$ 标记,置 37℃水浴 1h,洗涤 2 次后,稀释至 1×10^5/ml。

3. 细胞毒试验 取 40 孔培养板,分三组进行试验。①实验组:在孔中分别加入效应细胞及靶细胞各 100μl/孔(效靶比例 100 : 1);②自发释放组(阴性对照组):靶细胞 100μl,RPMI1640 培养液 100μl;③最大释放组:靶细胞 100μl,1% TritonX-100 100μl。每组均设 3 个复孔,混匀后,37℃,5% CO_2 培养 4h。然后 2000r/min 离心 15min,取上清,用 γ 计数器测放射性(cpm)。

【结果】 根据下式计算出 NK 细胞杀伤活性:

$$\text{NK 细胞杀伤活性}(\%) = \frac{\text{实验组 cpm}-\text{自发释放组 cpm}}{\text{最大释放组 cpm}-\text{自发释放组 cpm}}\times100\%$$

【注意事项】

(1) 效靶比对试验结果影响很大,应据具体情况选择一个最佳效靶比,通常在 1 : 100 ~ 1 : 50。

(2) 标记靶细胞后要充分洗涤,去除未结合的同位素,否则对结果影响比较大。

(3) 只适用于短期培养,通常 4 ~ 6h,如孵育时间过长,会因标记的靶细胞自发释放率

增加而影响结果。

实验十二　多克隆抗体的制备与检测

【原理】　特异性体液免疫应答中,抗原可刺激机体产生特异性抗体。每个抗原分子表面常带有多种不同的抗原决定簇(表位),可被机体内不同特异性的 B 细胞克隆识别并产生不同特异性的抗体。因此以抗原免疫动物所产生的免疫血清实际上是针对该抗原表面不同表位的多种抗体的混合物,又称为多克隆抗体。

用纯化抗原免疫动物是制备多克隆抗体的常用方法。免疫血清的效价和特异性主要取决于抗原和实验动物两方面的因素。欲获得高效价的免疫血清,需同时加用佐剂以增强抗原的免疫原性;并适时地加强免疫以诱导机体的再次应答。欲获得高特异性的免疫血清,则必须保证抗原的纯度,在条件许可的范围内应对抗原进行最大限度的纯化。此外,抗原的剂量、免疫途径、免疫时间以及动物和佐剂的选择等,都是影响免疫血清效价和特异性的重要因素。

【材料】

(1) 动物:昆明鼠,鼠龄 8 ~ 10 周,雄性,体重(18±2)g。

(2) 试剂:20% SRBC、25% SRBC、30% SRBC、40% SRBC,补体(1∶30)。

(3) 器材:镊子、注射器(附针头)、离心机、动物固定架等。

【方法】

1. SRBC 的制备　脱纤维防凝处理的绵羊血,加入适量生理盐水混匀,2000r/min 离心 5min,弃上清,再加入适量生理盐水混匀,2000r/min 离心 5min,弃上清,利用生理盐水分别配制成上述浓度——20% SRBC、25% SRBC、30% SRBC、40% SRBC。

2. 免疫小鼠　利用上述不同浓度的 SRBC 悬液给小鼠免疫,腹股沟皮下注射,每周 1 次,连续 3 周,每次 0.1ml。注意做好标志。

3. 溶血素的检测

(1) 第 4 周,摘眼球取血,将血置于 4℃冰箱内 5 ~ 10min。

(2) 5000r/min 离心 5 ~ 10min。

(3) 按表 2-5 进行实验。

表 2-5　溶血素检测

	溶血素(稀释度)	补体(1∶30)	生理盐水	2% SRBC	结果
1	0.2(原液)	0.2	0.4	0.2	—
2	0.2(1∶5)	0.2	0.4	0.2	—
3	0.2(1∶10)	0.2	0.4	0.2	—
4	0.2(1∶20)	0.2	0.4	0.2	—
5	0.2(1∶+40)	0.2	0.4	0.2	—
6	0.2(1∶80)	0.2	0.4	0.2	—
7		0.2	0.6	0.2	不溶血

(4) 全部加完后混匀,置于 37℃水浴中 30min。

4. 结果判定 首先判定第7管,出现不溶血现象,说明对照正确。然后判定1~6管如果出现溶血,说明实验成功,血清里含有溶血素。若未出现溶血则说明血清里不含有溶血素或含量太低未检测出来。

【注意事项】

(1) 羊血用前轻轻摇匀,避免剧烈振荡引起溶血。

(2) 各种试剂的吸管不要混用。

(3) 补体性质较不稳定,低温保存,加样时再从冰箱取出。

(4) 水浴时避免水滴进试管。

(5) 本试验影响因素很多,对照管的反应情况是否正常是判断试验可信度的参照。

实验十三 伤寒沙门菌感染小鼠后T细胞亚群的检测

一、抗原制备:伤寒沙门菌菌种纯化、培养、菌体抗原制备

【原理】 利用平板分区划线接种的方法分离纯化伤寒沙门菌。平板划线分离方法可将混杂的细菌分离,经过培养,单个细菌形成菌落,挑取单个菌落可获得纯菌种。将琼脂平板培养基的单菌落转移到液体培养基中,获得伤寒沙门菌的纯培养。

【材料】 变形杆菌、琼脂平板、LB液体培养基、接种环、试管等。

【方法】

(1) 左手持菌种管下端,右手持接种环烧灼灭菌。

(2) 以右手的手掌、小指、环指夹住试管帽,在火焰旁取下,并将管口通过火焰3次以灭菌。

(3) 用烧灼过的接种环挑取菌种管中的细菌,取完后,管口通过火焰灭菌,盖上试管帽,放回试管架。左手持琼脂平板,在火焰旁打开成45°角,将接种环上的细菌在平板的一侧边缘涂开。

(4) 分区划线时,可将分为3~4个区,每划完一区后烧掉残菌,从前一区域中拉出一条培养线,继续划下一区域。

(5) 划线完毕,盖好平皿,烧灼接种环灭菌。

(6) 做好标记,置37℃培养箱,倒置培养。

(7) 次日取单克隆转入1ml LB液体培养基中,37℃摇床过夜,再转入10ml LB液体培养基中,37℃摇床振荡培养4~6h。

二、伤寒沙门菌感染小鼠后T细胞亚群的检测

【原理】 伤寒沙门菌为胞内感染菌。当机体感染伤寒沙门菌后,血液中的病菌很快被全身单核吞噬细胞系统,如肝、脾、骨髓和淋巴结中的巨噬细胞吞噬,但并不能被清除,而是在其中进一步大量繁殖。因而机体清除伤寒沙门菌主要依靠$CD4^+$T细胞介导的细胞免疫。巨噬细胞通过MHCⅡ类分子途径递呈抗原给$CD4^+$T细胞,并激活$CD4^+$T细胞,使其分泌IFN-γ等细胞因子,IFN-γ是重要的巨噬细胞激活剂。激活后的巨噬细胞即可通过氧依赖性及氧非依赖性机制杀伤胞内感染的伤寒沙门菌。在本实验中,利用灭活的伤寒沙门菌菌液

免疫小鼠，经 3 次免疫后，处死小鼠，获得脾，进而获得单个脾细胞，经荧光标记的 CD4 及 CD8 抗体作用后，利用流式细胞术检测 CD4+及 CD8+T 细胞所占的比例。

【实验材料】

(1) 动物：昆明种小鼠，体重 18 ~ 22g。

(2) 试剂：灭活的伤寒沙门菌液、含 5% 小牛血清的 Hank's 液、Tris-NH_4Cl 等。

(3) 器材：针栓、200 目铜网、平皿、吸管等。

【实验方法】

(1) 免疫动物：将制备好的伤寒沙门菌灭活后感染小鼠，每只小鼠腹腔注射 0.5ml，每间隔 1 周同样剂量加强注射一次，共 3 次。

(2) 3 周后，拉颈处死，取出脾用含 5% 小牛血清的 Hank's 液清洗，去除脂肪和结缔组织。在 200 目铜网上研磨，制备单个脾细胞悬液，取滤液至试管内。

(3) 加入含 5% 小牛血清的冷 Hank's 液，2000r/min 离心 5min，弃上清，沉淀中加入 Tris-NH_4Cl 以破坏红细胞，置于 CO_2 孵箱内 10min。用含有 5% 小牛血清的 Hank's 液洗涤一次，计数，用 Hank's 液调整细胞浓度为 1×10^6/ml。

(4) 取 1×10^6 个细胞，1000r/min 离心 5min，弃上清，加入 PBS 100μl，重悬细胞加入流式细胞术抗体 CD4(PE-CY5) 0.5μl、CD8(FITC) 各 1μl，漩涡混合器混匀室温避光静置 30min，加入 500μl PBS，上流式细胞仪检测。

【注意事项】

(1) 在沉淀中加入 Tris-NH_4 Cl 破坏红细胞时，一定要混匀。

(2) 利用荧光标记 CD4 及 CD8 抗体标记时一定要避光。

实验十四　肿瘤坏死因子的诱生及活性测定

肿瘤坏死因子(tumor necrosis factor ,TNF)是一类可直接杀死肿瘤细胞或抑制其增殖的细胞因子。根据其来源和结构可分为两种，即 TNF-α 和 TNF-β。前者主要由单核巨噬细胞产生；后者由活化的 T 细胞产生，又称淋巴细胞。两种 TNF 可结合相同的 TNF 受体，发挥生物学效应。

【原理】　以 TNF 敏感的，经放线菌素 D 处理的小鼠 L929 成纤维细胞作为靶细胞，在靶细胞培养物中加入待测 TNF 标本，然后加入四甲基偶氮唑盐(MTT)。TNF 可有效杀伤 L929 细胞，而未被杀伤的活细胞内的线粒体氧化酶可将淡黄色的 MTT 还原为紫黑色的甲替颗粒。该颗粒溶解后，其液体的光密度值与活细胞数及代谢活性呈正相关，从而可间接反映待测标本中的 TNF 活性。

MTT 法应用生化技术检测细胞内的代谢变化，从而推出靶细胞功能变化及死亡情况，它快速、简便，是目前最常用的生物学检测方法。

【材料及设备】

(1) TNF 敏感的 L929 成纤维细胞。

(2) TNF 敏感的标准品。

(3) 放线菌素 D：1mg 溶于无水乙醇，用 RPMI1640 液稀释后，过滤除菌，分装后零下 20℃冻存，临用前用 RPMI1640 液稀释至 5mg/ml，4℃保存。放线菌素 D 可提高靶细胞对 TNF 的敏感性。

(4) 四甲基氮唑盐(MTT)以生理盐水配至5mg/ml,4℃保存。

(5) 24孔及96孔细胞培养板。

(6) 酶联免疫吸附测定仪。

【方法】

1. TNF的诱生

(1) TNF-α的诱生:将小鼠腹腔巨噬细胞(2×10^6/ml)用细菌脂多糖(LPS,终浓度为10~40g/ml)刺激,加入24孔培养板中,1ml/板,将培养板置37℃,5% CO_2 培养箱中培养12~48h,与不同时间分别离心(2000r/min,10min)收获上清,置-20℃冻存。

(2) TNF-β的诱生:将小鼠腹腔巨噬细胞(2.5×10^6/ml)用刀豆蛋白(conA,终浓度为2.5~5μg/ml)刺激,加入24孔培养板中,1ml/孔,将培养板置37℃,5% CO_2 培养箱中培养12~48h,与不同时间分别收获上清,离心,置-20℃冻存。

2. L929细胞的培养 取对数生长期的L929细胞,加入预温的0.25%胰酶4ml,37℃,消化1~2min,镜下观察细胞固缩、轻摇即脱落时,加入15mlRPMI1640培养液,终止胰酶作用。然后轻轻吹打数次,将细胞悬液吸入离心管中,1000r/min离心10min,弃上清,加入10mlRPMI1640培养液,混匀后,调整细胞浓度至2×10^5/ml。

3. TNF的生物学活性的检测 在96孔平底培养板中,加入L929细胞100μl/孔,将培养板置37℃,5% CO_2 条件下培养24h至细胞铺满孔底。弃上清,从A排至G排,按各孔对应关系将倍比稀释的标准TNF和待测上清(1:2~1:1024)加入96孔板,100μl/孔,在H排设立阳性对照(加入1% SDS100μl)及阴性对照(加入RPMI1640液100μl)及空白对照。各孔再分别加入50μl放线菌素D溶液,37℃,5% CO_2 条件下培养18~24h。

将96孔板,每孔弃上清100μl,空白对照孔弃150μl,每孔加入5mg/mlMTT10μl,空白对照孔再加入10%酸化SDS100μl,然后置37℃孵箱过夜,在酶联免疫吸附仪上,波长为570nm时,检测各孔*OD*值。

【结果】 空白对照孔显示最大的溶解度,染色最浅;而阴性对照孔溶解度最小,染色最深,*OD*值最大。根据下列公式可计算出各孔细胞溶解率。

细胞溶解率(%)=各稀释度平行孔的平均*OD*值/阴性对照孔的平均*OD*值×100%,以一个样品稀释度对数值为横坐标,以对应孔的细胞溶解率为纵坐标,制作标准曲线及每个样品的剂量反应曲线,通过线性回归,分别计算出标准TNF机待测样品50%细胞溶解率对应的稀释度,样品的该稀释度的倒数即为该样品的实验室单位(Lu),按下式可计算出样品中的TNF活性。

样品TNF活性(U/ml)=样品50%细胞溶解率所对应的稀释度/标准品50%细胞溶解率所对应的稀释度×标准品浓度

【注意事项】

(1) 应选择对TNF敏感的L929细胞株,使用浓度控制在$1.5\sim2.5\times10^5$/ml,过高或过低均影响结果。

(2) 此实验对温度敏感,以30~37℃为宜。

(3) 操作失误将吸头刺入L929细胞层。

第三篇　创新实验

实验一　运用你所掌握的实验技术检测环境及人体中细菌、真菌的分布及种类

【导言】 微生物由于结构简单、繁殖快、代谢强等特点，它们在地球上的分布远比动植物要广泛。不论是土壤、水源、空气，到处都有其踪迹，在人和动植物体表及人畜与外界相通的腔道也有各种各样的微生物栖息。微生物的分布与其他生物一样，具有一定的规律性。认识这种规律性，对于认识和利用微生物资源、服务人类是至关重要的。

一、自然环境中微生物的分布

（一）土壤中的微生物

土壤具有微生物生命活动必需的一切营养物质和适宜的生活条件，是微生物的大本营。土壤中的微生物的种类、数量因土壤类型、土层深度和季节的不同而异。疏松的土壤中多是好氧性微生物，而团粒结构紧密的土壤中厌氧性微生物较多；土壤表面由于日光照射和干燥，微生物不易生存，深层土壤有机质含量少、缺氧，故微生物数量随土壤深度增加而减少，通常地表 10～30cm 的土层中微生物种类最多，其中细菌最多。

（二）水中的微生物

水体中的微生物主要来源于土壤以及人类和动物的排泄物及污染。自然界的江、河、湖、海等各种淡水和咸水水域中都存在着相应的微生物，由于不同水域的有机和无机物种类含量不同，光照、酸碱度、渗透压、温度、氧含量等有很大差异，所以不同类型水域中的微生物种类和数量差异明显。

（三）空气中的微生物

空气中缺乏微生物生活必需的营养物质，日光对微生物也具有很强的杀伤作用，因此空气不是微生物良好的生存环境。空气中的微生物主要来源于带有微生物菌体、芽孢或孢子的灰尘以及人和动物呼吸道排除的微生物，其中也包含病原微生物，悬浮在空气中。

空气中微生物的气溶胶与病原微生物的传播、工业发酵生产中的污染及工农业产品的霉变等有重要的关系。

（四）其他环境中的微生物

大量工业产品都是利用自然资源如动植物产品作为原料制造，往往含有微生物所需的丰富营养，农业产品和食品本身就是优质的天然培养基，因此工农业产品上常携带大量的、种类多样的微生物。这些微生物可以分解和利用这些营养物质（甚至塑料、涂料等人工合成有机物和玻璃、金属等无机材料均能被特殊的微生物分解），造成工农业产品的霉变、腐

朽、腐烂、腐蚀、变质等劣化现象。

在自然界,一些绝大多数微生物不能生长的高温、低温、强酸、强碱、高盐、高压或高辐射等极端环境中仍然有微生物可以生存,这些微生物称为极端环境微生物。它们有不同于一般微生物的遗传特性、细胞结构和生理机能,在工农业生产和科研领域发挥重要的作用和巨大的潜在应用价值。

二、人体内外的正常菌群

在人类的皮肤、黏膜以及一切与外界环境相通的腔道,如口腔、鼻咽腔、消化道和泌尿生殖道中经常有大量的微生物存在。人体携带的微生物相当于人体细胞的10倍以上。这些微生物在长期的进化过程中和人形成共生关系。许多微生物对人体无害,反而有益。常把这些在人体各部位经常寄居而对人体无害的微生物称为正常微生物群或正常菌群。人体各部位的正常菌群均各有特点,如肠道中以厌氧菌为主,约占总数的95%;耐酸的乳酸菌可分布在胃的没有腺体分泌的部位等。

【实验内容】

(1) 要求学生介绍各种环境下微生物的分布。

(2) 要求学生设计分离、鉴定自然界中及人体表、体内微生物的试验方法。

(3) 各组分别派一名同学向全体同学汇报本组讨论情况和设计方案。

(4) 自由发言,讨论。

【教师点评】 教师对学生的讨论情况和设计方案进行点评。

【学生作业】 以小组为单位写出实验设计方案及预测的实验结果。通过本实验认识微生物分布的广泛性、各种环境中微生物的种群特点及无菌操作的重要性。

实验二　如何确定一个华支睾吸虫病的流行区

【导言】 华支睾吸虫(肝吸虫)寄生于人及保虫宿主狗、猫等动物的肝胆管内。虫卵随胆汁排入肠腔,再随粪便排到体外。虫卵入水后被第一中间宿主豆螺、沼螺或涵螺食入,毛蚴在螺体内孵出,经无性增殖(胞蚴、雷蚴、尾蚴)后,尾蚴自螺体逸出,再入侵第二中间宿主鲤科淡水鱼类,在鱼体内发育成感染期囊蚴。人因生食或半生食这样的鱼而被感染。严重感染者,因虫体阻塞、刺激胆管而致胆汁性肝硬化。肝吸虫病的流行与传播不仅与自然因素(地理和生态环境,中间宿主与保虫宿主的存在)有关,而且受到社会因素的影响(饮食习惯、生产方式、卫生意识、医疗保健制度、卫生状况)。一个自然区域,如果其自然环境适合肝吸虫生存,社会环境为肝吸虫病的流行提供了方便,如果传染源、传播途径和易感人群同时存在,该区域就可能是肝吸虫病的流行区。

该实验是一次理论与实践相结合,病原生物学、流行病学和预防医学相结合的综合实验。学生不仅要在实验室里识别病原体,还要走出课堂,切身体会肝吸虫的生存环境、生活史和传播途径。让学生用切身的体会写出识别病原体、控制传染源、切断传播途径和保护易感人群的调查报告和防治方案。

【实验内容】

(1) 学生自行设计一个局部地区华支睾吸虫流行的调查和防控方案。

(2) 先分组设计,然后各组组长向全体同学汇报本组设计方案。

(3) 自由发言。

【教师点评】 教师对学生的讨论情况和设计方案进行点评。

【课后作业】 写出实验报告(实验报告内容要求):

(1) 肝吸虫病流行的自然因素。

(2) 肝吸虫病流行的社会因素。

(3) 拟定一个肝吸虫病的防治方案,包括如何消灭或控制传染源;如何切断传播途径。

实验三 暴发性腹泻的流行病学调查和控制方案

【导言】 如果某个区域内发生了腹泻暴发流行,你作为一名医师应如何确定传染的源头、病原体的种类并且制定出合理的防治方案?引起腹泻的常见病原体有:痢疾志贺菌、霍乱弧菌、溶组织内阿米巴、蓝氏贾第鞭毛虫、隐孢子虫和腹泻轮状病毒等。暴发流行的原因一般是水源的污染。

【实验内容】

(1) 学生独立思考、分析暴发性腹泻发生的可能原因。

(2) 如何取标本?如何进行病原体的分离鉴定?

(3) 各组组长向全体同学汇报本组讨论情况和设计方案。

(4) 自由发言。

【教师点评】 教师对学生的讨论情况和设计方案进行点评。

【课后作业】 要求学生根据讨论的结果,设计一套控制病原体感染的方案。

实验四 “蜱咬性发热伴血小板减少综合征”传播媒介调查和控制方案

【导言】 从2006年安徽确诊4例蜱虫叮咬所致无形体病到2010年全国已有湖北、河南、山东、黑龙江、内蒙古、新疆、天津、海南、云南、四川、江苏等相继发现并报告被蜱虫叮咬后以发热伴血小板减少为主要表现的临床病例,33名患者因多脏器损害,救治无效死亡,曾一度引起民众恐慌。2010年9月12日,中国疾控中心有关部门已经从患者身上分离出一种“新型布尼亚病毒(new bunia virus)”。“蜱虫叮咬事件”的元凶或将锁定为一种新型的布尼亚病毒,属于布尼亚病毒科白蛉病毒属,而“新型布尼亚病毒”可能会被认定为一种新病毒。但这种疾病的真正病原体、传播媒介及转播过程还没有完全确定,需要进一步探讨。

【实验内容】 学生自行设计一个当地蜱虫种类的调查方案。

【教师点评】 教师对学生的讨论情况和设计方案进行点评。

【课后作业】

(1) 设计一个传播媒介孳生地调查方案。

(2) 设计一个控制病原体传播的方案。

实验五 庭院蚊虫的调查和控制方案

【导言】 蚊子是多种传染病的传播媒介，如黄热病、疟疾、乙型脑炎、登革热等。蚊子除了传播疾病，对人的吸血骚扰作用也不容忽视。各国都将蚊子的控制作为公共卫生重要内容。我们校园内也存在不同颜色的蚊子，有的在室外叮人吸血，有的在室内叮人吸血……

【实验内容】 学生自行设计一个校园及周边地区蚊虫孳生地的调查方案。

【教师点评】 教师对学生的讨论情况和设计方案进行点评。

【课后作业】

(1) 设计一个校院蚊虫孳生地的调查方案，弄清楚各种孳生地孳生的蚊虫种类。

(2) 设计一个校内安全有效的防蚊、灭蚊方案。

实验六 人体蠕形螨感染的检查

【导言】 人体蠕形螨寄生在毛囊、皮脂腺内，可能引起毛孔扩张、皮肤粗糙、毛囊炎、皮脂腺囊肿、痤疮、酒渣鼻、脂溢脱发、睑缘炎等症，临床上称蠕形螨病。由于其寄生部位的特殊性，临床上取螨诊断尚无通用的检查方法，我们自己发明的取螨器和检查方法简便易行，可用于教学及临床。

【实验内容】 学生自己动手，用取螨器法，自查或互查，得出班级的蠕形螨感染率和男、女感染率。

【教师点评】 几种检螨方法的优缺点及操作要领。

【课后作业】

(1) 两种人体蠕形螨分别寄生于什么部位，其危害是什么？

(2) 你认为取螨器检查法是否简便可行？

(3) 你能从形态上区别毛囊蠕形螨和皮脂蠕形螨吗？

(4) 拟定一个防控蠕形螨感染的方案。

实验七 流式细胞术检测 Th1 淋巴细胞功能

【导言】 以往检测 Th1 细胞(表型为 $CD4^{+}IFN\text{-}\gamma^{+}T$)功能主要通过检测其分泌的细胞因子 IFN-γ 间接实现的，对 IFN-γ 的检测通常用 ELISA 方法。但是 ELISA 方法繁琐，对操作技术要求比较高，实验结果偏差也较大，所以每一样品至少要重复 3 次，导致样品需要量比较多。实验室操作样品量可以保障，但临床研究中样品非常宝贵，这种方法的缺点就显得尤其突出。而且 ELISA 方法只能对液体中分泌蛋白的总量进行定量，很难对分泌该蛋白的细胞群体进行准确分析。

随着新的流式细胞术染色技术开发和应用，现在流式细胞术不仅能检测细胞表面分子，还能检测细胞质和细胞核中物质，使细胞表面分子和胞内分子同时检测成为现实。本实验就是应用此技术分析人外周血 Th1 细胞水平和功能状况。

【实验内容】

(1) 教师介绍流式细胞仪工作原理，胞内分子的检测原理及技术进展。

(2) 学生在检索文献后分组讨论

1) 本实验的试剂比较多,所以首先让学生了解所用的试剂。

2) 人外周血单个核细胞的刺激时间选择。

3) 荧光抗体标记细胞时的注意事项。完成实验方案的总体设计。

(3) 自由发言,讨论。

【教师点评】 教师对学生讨论情况和设计方案进行点评。

【学生作业】 各小组依据讨论结果以组为单位写出完整实验方案、预测实验结果并进行分析。

实验八 如何利用实验方法检测 T 细胞亚群

【导言】 成熟的 T 淋巴细胞表面均可表达 CD3 分子,而 CD4、CD8 不能同时表达于成熟的 T 淋巴细胞表面,故根据 T 淋巴细胞表面分化抗原的不同,可将成熟 T 淋巴细胞分为 $CD4^+$T 淋巴细胞和 $CD8^+$T 淋巴细胞。T 淋巴细胞亚群的测定是检测机体细胞免疫功能的重要指标,且对某些疾病(如自身免疫病、免疫缺陷病、恶性肿瘤、血液病、变态反应性疾病等)的辅助诊断,分析发病机制,观察疗效及监测预后有重要意义。T 细胞亚群的检测已广泛用于基础、临床免疫学研究和患者免疫功能的测定。

1. 正常参考值 CD3 65.3% ~77.7% ;CD4 40.4% ~51.0% ; CD8 22.9% ~32.9% ; CD4/CD8 1.33% ~1.99% 。

2. 异常结果分析 CD3 下降常见于:①恶性肿瘤;②自身免疫性疾病,如系统性红斑狼疮、类风湿关节炎等;③先天性免疫缺陷病,艾滋病;④接受放疗、化疗或者使用肾上腺皮质激素等免疫抑制剂。CD3 上升则见于慢性活动性肝炎、重症肌无力等。

CD4/CD8 的比值作为免疫调节的一项指标,正常值 1.4 ~2.0,若其比值>2.0 或<1.4,表明细胞免疫功能紊乱。CD4/CD8<1.4 常见于:①免疫缺陷病,如艾滋病的比值常小于 0.5;②恶性肿瘤;③再生障碍性贫血、某些白血病;④某些病毒感染;⑤SLE 肾病、传染性单核细胞增多症等。CD4/CD8>2.0 常见于自身免疫性疾病,如系统性红斑狼疮、类风湿关节炎、Ⅰ型糖尿病等。此外还可用于监测器官移植的排斥反应,若移植后 CD4/CD8 较移植前明显增加,则可能发生排异反应。

目前常用的检测方法是应用 CD3、CD4 和 CD8 的单克隆抗体(McAb)检测外周血中的单个核细胞,根据 $CD3^+$、$CD4^+$和 $CD8^+$细胞的阳性率,判断人总 T 细胞、T 辅助/T 诱导(T_H/T_I)和 T 抑制/T 杀伤(T_S/T_C)细胞亚群的百分率。常用的方法主要有同位素法、免疫酶法和免疫荧光法及 SPA 花环法。在免疫酶法中,APAAP 法是一种敏感性高、特异性强,结果容易判定的光镜检测技术,目前已广泛应用于淋巴细胞分化抗原、活化抗原、MHC Ⅰ类、Ⅱ类抗原、淋巴因子表达及病毒抗原等的测定。

【实验内容】

(1) 由教师首先讲解有关 T 淋巴细胞亚群的基础知识及临床意义,并引导学生分析如何检测 T 亚群。

(2) 学生分组讨论下列问题

1) 检测 T 亚群的临床意义。

2) 通过何种方法可以检测 T 亚群,其共同的原理是什么?

3）设计一个检测 T 亚群的实验研究方案。

(3) 各组组长向全体同学汇报本组讨论情况和设计方案。

(4) 自由发言。

【教师点评】 教师对学生的讨论情况和设计方案进行点评。

【学生作业】 用一种免疫学方法设计一个检测 T 亚群的实验研究方案。

实验九 如何进行骨髓移植前的 HLA 配型

【导言】 骨髓移植成败的关键之一是 HLA(人类白细胞抗原)配型问题,如果骨髓供者与患者(受者)的 HLA 不同,便会发生严重的排斥反应,甚至危及患者的生命。HLA 也称组织相容性抗原,是人类的白细胞抗原。经典的 HLA 基因座位有 A、B、C、DR、DQ、DP。在移植方面,主要进行 HLA-A、HLA-B 和 HLA-DR 三对位点的配型,只有两个个体的 HLA 配型完全相同才能进行造血干细胞移植,否则可能会发生两种情况:一是患者体内的免疫细胞把植入的供体细胞当作"异物"或"入侵者"进行攻击,称为"移植排斥反应",其结果是移植失败,"种子"不能在患者体内植活。另一种可能是供体的造血细胞在患者体内植活,产生大量的免疫活性细胞,这些细胞"反客为主"把患者的组织和细胞当作"异物"和"入侵者"进行攻击,最容易受攻击的组织和器官是皮肤、肝和肠道,使患者发生皮疹、黄疸、转氨酶升高和腹泻不止,甚至血便,称为移植物抗宿主病(GVHD),严重者可致命。

HLA 由遗传决定。我们知道,人类有 23 对染色体,来自于父母各 23 条,HLA 位于第 6 对染色体的短臂上。理论上说,同胞兄弟姐妹中有 1/4 的机会 HLA 配型完全相合;子女与父母之间只有一半 HLA 抗原相同,医学上叫做半相合,通常不能相互移植。所以骨髓移植最初主要在同胞兄弟姐妹之间进行。

HLA 分型有常见、少见、罕见之分,常见的 HLA 分型,在 300 ~ 500 人就可以找到相同者,少见的 HLA 分型可能是万分之一的几率,而罕见的就要到几万甚至几十万的人群中寻找。不同人种的 HLA 分型有很大的差异。白人、黑人的骨髓不适合中国人,成立一个完全属于中国人的中华骨髓库,不仅可以为中国公民提供帮助,还可以为分布在世界各地的炎黄子孙服务。

【实验内容】

(1) 由教师讲授有关 HLA 的基础知识、遗传特点及在临床上进行 HLA 配型的临床意义。

(2) 学生分组讨论下列问题

1）HLA 配型的临床意义。

2）HLA 配型的原理。

3）用何种方法可以进行 HLA 配型？设计一个 HLA 配型的实验研究方案。

(3) 各组组长向全体同学汇报本组讨论情况和设计方案。

(4) 自由发言。

【教师点评】 教师对学生的讨论情况和设计方案进行点评。

【学生作业】 用一种方法设计一个 HLA 配型的实验研究方案。

实验十 DC 的诱生与鉴定

【导言】 树突状细胞(dendritic cell,DC)是目前发现的功能最强的专职抗原提呈细胞

(antigen-presenting cells, APC),其抗原提呈能力是巨噬细胞的 10 ~ 100 倍,可启动和诱导 T 细胞分化产生免疫反应或直接激活 B 细胞及产生免疫记忆,尤为重要的是它能激活静息型 T 细胞,从而启动、调控维持机体免疫反应。成熟活化的 DC 除了与初始型 T 细胞相互作用诱导抗原特异性细胞毒性 T 淋巴细胞外,还可通过直接或间接方式影响 B 细胞的增殖,活化体液免疫应答;与记忆 T 细胞相互作用诱发再次免疫应答;与自然杀伤细胞作用促进机体建立非特异性免应答,因此 DC 是免疫应答的启动者。

DC 最先由 Steinman 和 Cohn 在 1973 年描述,因其成熟时伸出许多树突状或伪足样突起而得名。DC 共同的生物学特征是细胞表面有许多树枝状突起,胞内具有丰富的线粒体,但粗面内质网、溶酶体与核糖体不发达,细胞表面无绵羊红细胞受体及 SmIg,一般认为 DC 无吞噬功能,但由于其表面表达较高密度的 MHC Ⅱ 分子,且具有树突状突起,表面积较巨噬细胞更大。DC 广泛分布于全身各脏器,数量极微,约占外周血白细胞总数的 1%,DC 的前体细胞由骨髓进入外周血,再分布到全身各组织。1993 年 Inaba 等用 GM-CSF 体外扩增的方法获得成功,这一研究克服了以往由于 DC 在组织中含量很少、难以获取的困难,使有关 DC 的体外研究取得了许多突破性进展,为人们探索新的疾病防治手段提供了新的技术平台。

目前一致认为,凡具有典型的树突状形态,膜表面高表达 MHC Ⅱ 类分子,能移行至淋巴器官和刺激初始型 T 细胞增殖活化,并具有一些相对特异性表面标志的一类细胞,方能称为 DC。目前,有关人 DC 大量培养和扩增的方法日益成熟,人 DC 有三个来源:骨髓、外周血和新生儿脐带血。从骨髓中分离获得树突状细胞的 $CD34^+$ 的祖系细胞,或从外周血或新生儿脐带血于体外经 14d 培养分化(在 GM-CSF 和 TNF-α 存在的情况下)成为成熟的 $CD1a^+$、$CD83^+$、$HLA\text{-}DR^+$ 的树突状细胞;或者用外周血纯化的 $CD14^+$ 单核细胞或黏附单核细胞在两种细胞因子(GM-CSF 和 IL-4 或 IL-13)的培养刺激下成为 $CD1a^+$、$CD83^+$ 的未成熟树突状细胞,再经 TNF-α 或(和)CD40L 刺激形成成熟的树突状细胞。小鼠 DC 可来源于骨髓、脾、外周血、淋巴结及胸腺等,其中骨髓是最丰富的来源,且分布广泛。骨髓中造血干细胞在 GM-CSF、IL-4 的作用下能向 DC 方向分化,在 TNF-α 或 LPS 的刺激下,经历一个由未成熟向成熟 DC 发育的过程。早期未成熟 DC 的突起少,摄取抗原的能力强,MHC 分子及共刺激分子 B7-1、B7-2 的表达非常低,无刺激 T 细胞增殖的能力。成熟后,细胞突起增多,摄取抗原的能力减弱,MHC 分子及共刺激分子的表达明显升高,能强烈刺激 T 细胞的增殖。

鉴于 DC 功能的特殊性,DC 功能或数目受损可导致多种疾病的发生,如肿瘤、病毒感染性疾病等。以 DC 为基础的抗肿瘤免疫,是近年来肿瘤生物治疗领域中发展最迅速的分支,但 DC 来源及数量仍然是限制其临床应用的瓶颈问题。因此,建立经济有效的 DC 分离培养方法,深入探讨 DC 成熟、活化的调控机制,对于相关疾病的诊断、治疗及预后具有良好的应用价值,可以为安全高效的 DC 疫苗的开发研制奠定良好的基础。

【实验内容】

(1)教师讲解未成熟 DC 诱导耐受和成熟 DC 诱导初始 T 细胞增殖的机理,介绍目前 DC 常规的分离培养方法及其在临床应用中的研究进展。

(2)分组讨论下述问题

1)根据未成熟 DC 和成熟 DC 的特点,展望其在临床应用中的价值。

2)如果一种疾病的发生与 DC 有关,检测哪些指标可反映 DC 受损?

3)在以 DC 为基础的抗肿瘤免疫中,可通过哪些方法制备 DC 肿瘤疫苗?

（3）各组代表报告本组讨论结果，其他组成员提问。

（4）各组成员自由发言，并提出相关问题。

【教师点评】 教师根据各小组的发言情况进行总结点评，并对同学提出的问题集中解答，然后深入讲解 DC 形态、膜分子的表达与功能的关系，阐明制备 DC 疫苗的基本原理。

【学生作业】 每人设计一份从人外周血或小鼠骨髓分离培养、扩增 DC 的实验方案，并提供相应的鉴定方法。

实验十一 巨噬细胞活性测定

【导言】 巨噬细胞（macrophage，MΦ）作为一种专职的抗原提呈细胞，在体内数量多、吞噬作用强，在机体先天性免疫防御和获得性免疫应答中有不可替代的重要地位。单核-巨噬细胞包括存在血液中的单核细胞和组织中的巨噬细胞。单核细胞在血液中仅存留数小时至数日，然后移行至全身各组织并发育成熟为巨噬细胞，巨噬细胞寿命可长达数月以上。巨噬细胞中富含溶酶体，在免疫应答、效应及调节过程中起重要作用：激活的巨噬细胞通过吞噬作用、细胞毒作用、生物活性物质的分泌以及抗原提呈作用等发挥其功能。

1. 具有很强的吞噬功能 能杀伤侵入胞内的细菌、真菌、寄生虫、病毒等病原体以及衰老的细胞，在机体非特异性免疫中起着重要的作用。特别是结合了抗体或补体的病原微生物更容易被巨噬细胞吞噬。被免疫活性因子（TNF、IFN、IL-2）激活的巨噬细胞则能杀伤细胞内寄生菌和肿瘤细胞，成为细胞免疫的重要效应细胞。

2. 抗原提呈作用 巨噬细胞是体内重要的专职性抗原提呈细胞，外来抗原、异物经巨噬细胞摄取、加工、处理后以抗原肽 MHC Ⅱ类分子复合物形式提呈给 Th 细胞，并激活 Th 细胞、启动特异性免疫应答。

3. 分泌功能 巨噬细胞能分泌 IL-1、IL-6、IL-8、IL-10、IFN 等免疫活性因子，产生 C1 ~ C9、B、D、H 和 I 因子等补体系统分子，生成各种溶酶体酶、溶菌酶、过氧化物酶、前列腺素及活性氧等。

4. 免疫调节作用 巨噬细胞可通过抗原提呈作用及分泌 IL-1β、TNF-α 等具有免疫增强活性的因子促进免疫细胞活化、增殖而促进或增强免疫应答。抑制性的巨噬细胞能分泌前列腺素、TGF-β 等具有免疫抑制作用的物质抑制免疫细胞活化、增殖而抑制免疫应答。

巨噬细胞作为一种研究历史比较悠久的细胞，多种功能已被我们所熟知，但其新的功能活性仍在不断被发现，特别是一些新型调控分子的发现，对探讨巨噬细胞在临床应用中的价值具有深远意义。

【实验内容】

（1）教师讲授巨噬细胞功能活性及信号转导通路的最新研究进展，介绍其在临床疾病中的应用价值。

（2）分组讨论下述问题

1）根据巨噬细胞的功能特点，阐述其在结核杆菌等胞内寄生菌感染中的作用。

2）根据所学的知识，哪些技术方法可用来鉴定巨噬细胞？

3）巨噬细胞最突出的特点是什么？通过哪些实验验证这一特性？

4）巨噬细胞激活 T 细胞与树突状细胞方式有何不同？

（3）各组代表报告本组讨论结果，其他成员进一步补充。

(4) 各组成员自由发言,就共同关注的问题进行讨论。

【教师点评】 教师根据各小组的发言情况进行总结点评,并对有关问题深入讲解,阐明上述问题涉及实验方法的基本原理,比较巨噬细胞与树突状细胞的不同及其优势所在。

【学生作业】 每人设计一份反映巨噬细胞功能活性(不包括吞噬功能)的实验方案。

实验十二　基因工程疫苗的设计及其免疫效果的实验室评价

【导言】 基因工程疫苗是指利用基因工程技术把编码病原体保护性抗原表位的目的基因导入原核或真核表达系统后使之充分表达并纯化后制得的疫苗。基因工程疫苗的开发主要针对传统疫苗很难研制成功的病原体:不能或难于培养的病原体如乙型肝炎病毒(HBV)、EB 病毒(epstein-barr 病毒,EBV)、人巨细胞病毒(HCMV)、人乳头瘤病毒(HPV)、疟原虫、血吸虫等;有潜在致癌性或免疫病理作用的病原体如人免疫缺陷病毒(HIV)、汉坦病毒等。

疫苗免疫效果的实验室评价包括体液免疫效果评价(免疫动物后检测疫苗刺激产生抗体的时间、抗体量和抗体变化曲线等)、细胞免疫效果评价(淋巴细胞转化实验、NK 细胞活性、巨噬细胞活性、细胞因子表达量等检测)以及保护性实验等。

【实验内容】

(1) 学生通过文献检索了解基因工程疫苗的设计原则以及疫苗免疫效果的实验室评价指标。

(2) 学生以小组为单位,根据所学知识选定一种病原体,检索了解其结构特征、致病机制以及疫苗现状等。

(3) 根据检索结果,以小组为单位针对选定的病原体设计一种基因工程疫苗,并制定出疫苗免疫效果的检测方案。

(4) 各组分别选派一名同学汇报本组讨论情况和设计方案。

(5) 自由发言。

【教师点评】 教师对学生的讨论情况和设计方案进行点评。

【学生作业】 以小组为单位,根据讨论情况完善并写出实验设计方案。

实验十三　利用实时荧光定量 PCR 技术进行病原体诊断与分析

【导言】 实时荧光定量 PCR 是在 PCR 反应体系中加入荧光基团,利用荧光信号累积实时监测整个 PCR 进程,最后通过标准曲线对未知模板进行定量分析的方法。自 1996 年美国 Applied Biosytems 公司推出实时荧光定量 PCR 技术后,该技术在病原生物学、遗传学等众多生物医学相关领域和疾病的临床诊断中发挥了重要作用。实时荧光定量 PCR 技术通过荧光染色剂嵌入双链 DNA 或通过标记的序列特异性荧光探针所产生的荧光信号强度指示扩增产物的量,对扩增产物进行实时动态的监测,并通过扩增曲线计算出初始模板核酸的拷贝数。该技术不仅可对样本中目的基因(或转录产物)的拷贝数进行绝对定量,亦可进行阴阳性鉴定与等位基因分析,并极大地减少普通 PCR 实验过程中可能存在污染的隐患。

实时荧光定量 PCR 技术是病原体诊断的高效手段之一。无需人工培养,直接提取样本

DNA 或 RNA 进行病原体的诊断与分析,包括特定细菌、病毒或寄生虫种类的精确定向检测及定量;微生物群体中某一(些)种群的定量分析;病原体基因组突变(如耐药性基因)。例如,使用 16SrRNA 基因特异性引物或探针进行排泄物样本的实时荧光定量 PCR 扩增,评估正常肠道菌群或肠道菌群失调症中共生肠道细菌种群的变化与比例。对特定病原体相关疾病可利用病原体特异性引物或探针进行实时荧光定量 PCR 分析,快速确诊患者样本中病原体的存在及其滴度;此外,实时荧光定量 PCR 也可用于病原体致病基因(如外毒素)的表达分析。

【实验内容】

(1) 教师讲授实时荧光定量 PCR 技术的原理、操作步骤、分析方法和应用。

(2) 学生以小组为单位收集资料并设计针对特定病原体相关疾病的实时荧光定量 PCR 病原学诊断方案。

(3) 各组分别选派一名同学汇报本组讨论情况和设计方案。

(4) 自由发言,讨论。

【教师点评】 教师对学生的讨论情况和设计方案进行点评。

【学生作业】 以小组为单位写出利用实时荧光定量 PCR 技术进行病原体诊断的实验方案并提交综述,明确具体研究方法及分析策略,对可能的预期结果进行分析,并比较实时荧光定量 PCR 与传统病原体检查方法的优缺点。

实验十四 基因芯片技术在病原微生物鉴定与研究中的应用

【导言】 目前用于病原微生物鉴定的高通量检测技术主要有:多重 PCR 技术、实时荧光定量 PCR 技术、变性高效液相色谱分析技术、焦磷酸测序技术和芯片技术等。基因芯片技术(又称 DNA 芯片技术),是指在固相支持物(硅晶体片或玻璃片)上原位合成寡核苷酸或者直接将制备的 DNA 探针以显微打印的方式有序地固化于支持物表面,然后与标记的样品核酸杂交。通过对杂交信号的检测分析,得出相应的生物学信息(遗传信息、基因序列及表达的信息等)。伴随着人类基因组测序计划的逐步深化,越来越多的微生物基因组序列得以测定,在此基础上,高通量基因诊断技术——基因芯片技术逐渐成熟,在医学、生命科学、医药业、农业、环境科学等领域具有广泛的应用前景。基因芯片的优点主要表现在:①高通量检测,可对大量样品进行并行检测;②准确高效,分析过程中可采用多色荧光对样品进行标记,同时对多个生物样品进行分析,减少了人为因素的干扰;③反应体积小,降低了试剂的消耗;④反应快,反应物在单位体积内浓度高,缩短检测时间,可完全实现自动化及快速检测;⑤特异性较强,按固相支持物上所点探针的长度分为 cDNA 芯片和寡核苷酸芯片;根据芯片的功能可以分为基因表达谱芯片和 DNA 测序芯片;根据应用领域的不同可将基因芯片称为各种专用型芯片,如病毒检测芯片、表达谱芯片、诊断芯片、毒理学芯片等。不同类型芯片技术的主要工作流程均基本包括:样品的制备与标记、杂交反应、信号检测与结果分析。近年来基因芯片技术已广泛应用于病原体的鉴别诊断与分析研究,例如,病原体的鉴定与分型、未知病原体的筛查、耐药性检测、疫苗研制、流行病学调查、历史回顾性调查、微生物进化等领域。在病原体鉴别诊断芯片中,为保证检测的特异性,探针的设计一方面从高度保守基因序列出发,以各病原体间的差异序列为靶基因;另一方面选择同种细菌不同血清型所特有的标志基因,同时还含有细菌所共有的 16S rDNA 保守序列以确定为细菌感染标志。

【实验内容】

(1) 教师讲授基因芯片技术的工作原理、基本操作步骤及在病原体检测中的应用等。

(2) 学生以小组为单位收集资料并设计一个利用基因芯片鉴定病原体及其型别或诊断某类感染性疾病的致病病原体的方案。

(3) 各组分别选派一名同学汇报本组讨论情况和设计方案。

(4) 自由发言,讨论。

【教师点评】 教师对学生的讨论情况和设计方案进行点评。

【学生作业】 要求学生根据讨论结果提交利用基因芯片检测鉴定病原体的实验方案。

实验十五 病原生物实验室生物安全

【导言】 生物安全(biosafety)是生物技术安全(safety of biotechnology)的简称。狭义的生物安全是指现代生物技术的研究、开发、应用及转基因生物可能对生物多样性、生态环境和人类健康产生潜在的危害。广义的生物安全是指与生物有关的各种因素对社会、经济、人类健康及生态环境所产生的危害或潜在风险。

病原微生物实验室由于操作对象的传染性,更应该注重实验室生物安全。病原微生物实验室生物安全的核心是防扩散和防感染,我国先后颁布了《微生物和生物医学实验室安全通用准则》、《实验室生物安全通用要求》、《生物安全实验室技术规范》,并于 2004 年 11 月 5 日颁布了《病原微生物实验室生物安全管理条例》,以加强病原微生物实验室生物安全管理,防止病原微生物通过实验室向外环境扩散和实验室感染,保护实验室工作人员和公众的健康。

【实验内容】

(1) 依据《病原微生物实验室生物安全管理条例》介绍病原微生物的分类和管理、实验室的设立与管理、实验室感染控制、监督管理以及法律责任等;介绍所在教学实验室使用微生物的类别、实验室的安全等级及配置,展示实验室日常工作规则和管理措施;列举国内外病原微生物实验室管理经验、分析典型案例,增强学生对病原微生物实验室生物安全重要性的认识。

(2) 学生分组饰演病原微生物实验室所在单位主管人员、实验室负责人和管理者、实验操作者、卫生主管部门人员等,分别陈述角色的安全职责与职能、从事活动范围等;由教师设计病原微生物运输、丢失、泄漏等模拟场景,参照《病原微生物实验室生物安全管理条例》,由学生展示事件处理过程。

【教师点评】 教师对学生饰演角色陈述及在模拟场景中的表现进行点评。

【学生作业】 学生分组,讨论病原微生物实验室生物安全相关知识。选取以往病原微生物实验的实验内容,考核使用微生物的安全分类、实验操作规范、操作人员防护措施、突发事故应急措施等。